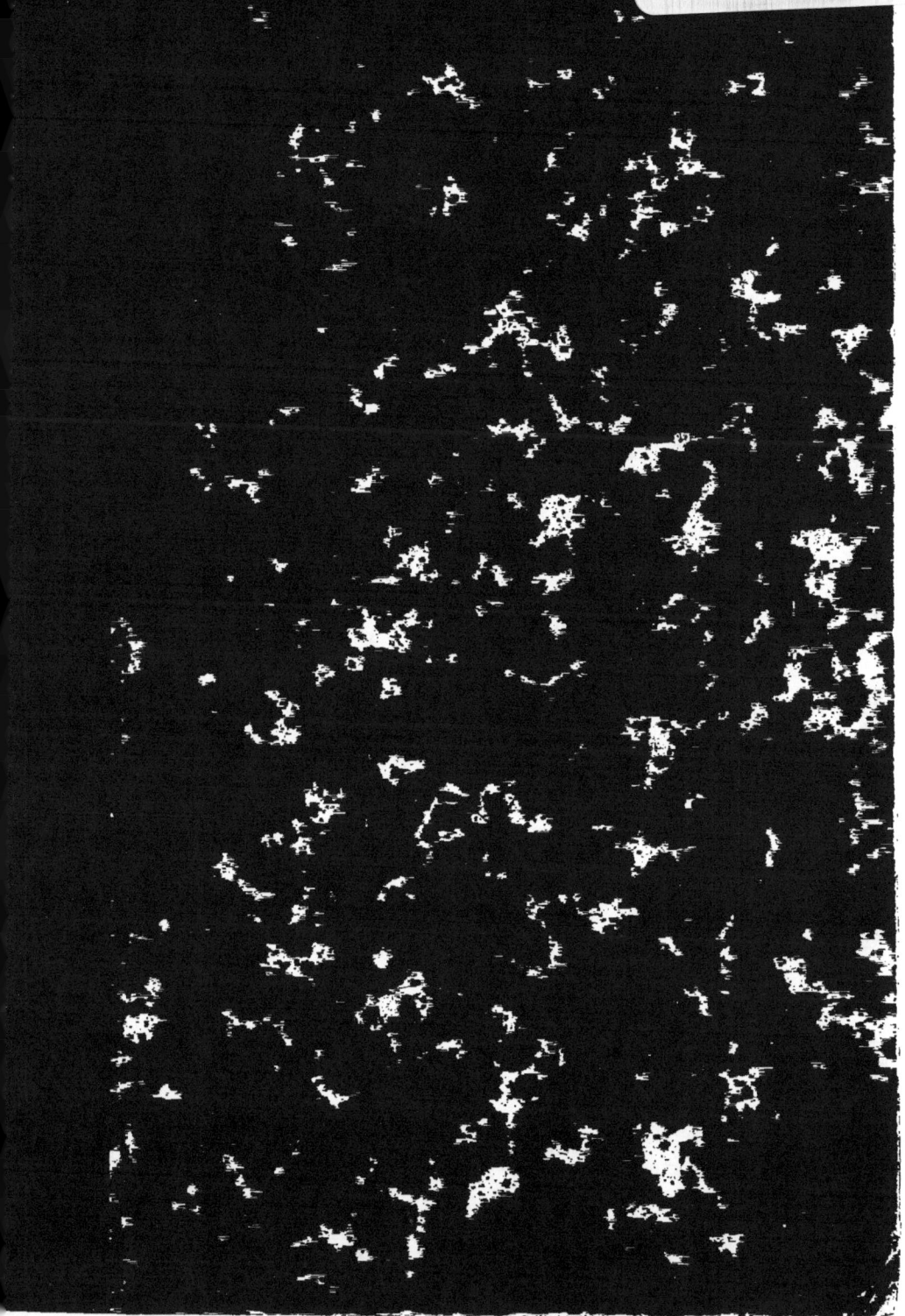

ANATOMIE PATHOLOGIQUE

DE L'OEIL

PARIS. — IMPRIMERIE E. MARTINET, RUE MIGNON, 2

ANATOMIE PATHOLOGIQUE

DE L'OEIL

PAR

F. PANAS

Professeur de clinique ophthalmologique à la Faculté de médecine,
Chirurgien de l'Hôtel-Dieu,
Membre de l'Académie de médecine, etc.

ET LE

Dr A. REMY

Ancien interne des hôpitaux,
Aide de laboratoire des cliniques de l'Hôtel-Dieu

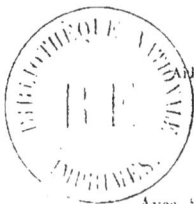

Avec 26 planches dont 2 en chromolithographie

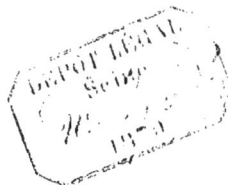

PARIS

V. ADRIEN DELAHAYE ET Cie, LIBRAIRES-ÉDITEURS

PLACE DE L'ÉCOLE-DE-MÉDECINE

1879

INTRODUCTION

Pour l'œil, comme pour les autres organes de l'économie, l'anatomie et la physiologie pathologiques constituent la base de toute nosologie sérieuse.

Depuis l'application de l'ophthalmoscope dans le diagnostic des affections oculaires, bien des recherches ont été faites dans le domaine spécial de l'anatomie pathologique de l'œil.

Malgré cela une foule de questions restent encore à l'étude, et quiconque s'intéresse à leur solution a le devoir de communiquer au public médical le fruit de ses propres recherches.

C'est ce que nous faisons aujourd'hui, avec l'espoir d'être de quelque utilité à la science ophthalmologique.

M. le docteur Remy, qui a bien voulu se charger de la préparation et de la représentation graphique des pièces histologiques, s'en est acquitté avec un véritable talent; aussi lui adressons-nous ici nos plus vifs remercîments.

PANAS.

Janvier 1879.

Pl. 1

Fig. 1

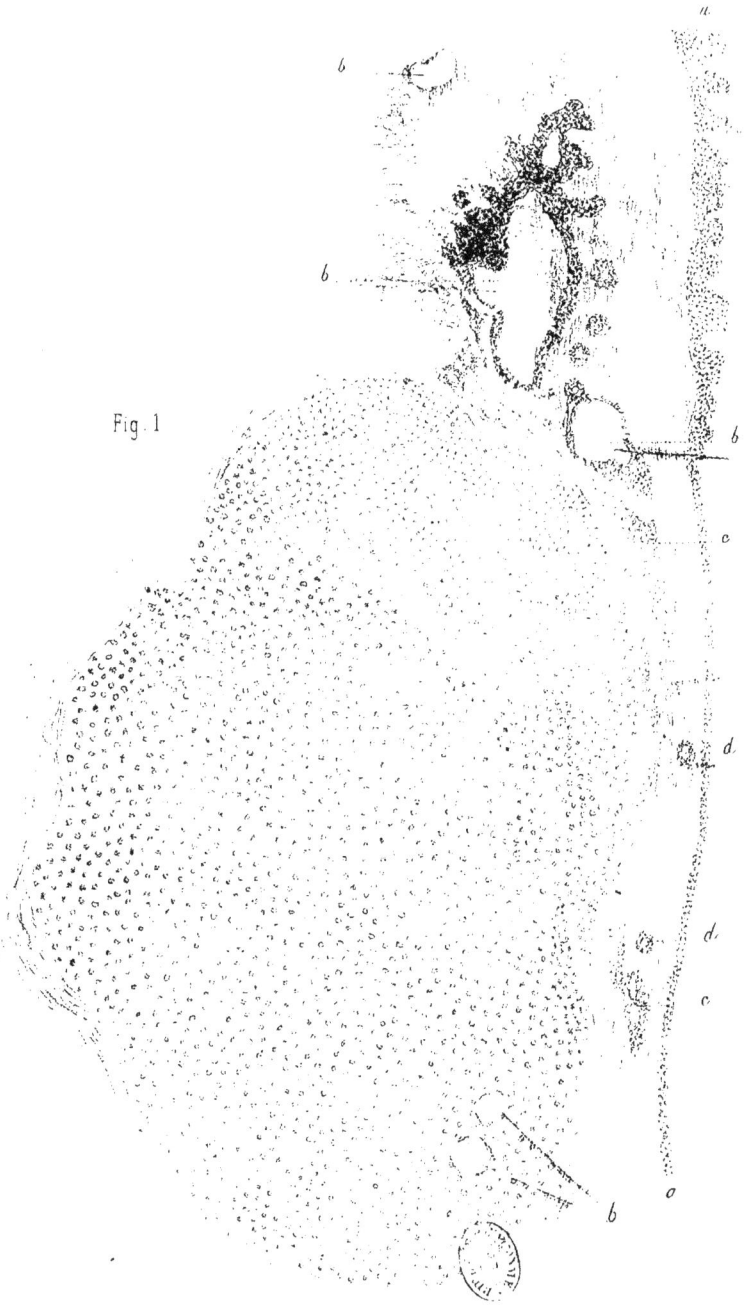

CONTRIBUTION

A L'ANATOMIE PATHOLOGIQUE DE L'ŒIL

I. — DU CHALAZION

(PL. I, FIG. 1.)

OBSERVATION Ire. — X..., garde de Paris, trente ans, portait à la paupière supérieure un chalazion du volume d'un gros pois, de consistance solide, sans inflammation ni adhérence de la peau. Vu par derrière, on constatait une rougeur avec amincissement de la conjonctive tarsienne correspondante et un point blanc acuminé au centre. Tout autour, la conjonctive offrait un aspect légèrement velouté. La rangée des orifices des glandes meibomiennes était disposée comme à l'état normal.

Examen macroscopique. — La tumeur, qui avait été enlevée avec la portion de conjonctive qui lui adhérait, fut sectionnée en deux, et l'on a pu constater qu'elle se composait unique-ment d'un tissu charnu demi-transparent, d'une consistance plus molle au centre qu'à la périphérie. En arrière, la masse était identifiée avec la conjonctive, à laquelle elle adhérait d'une façon intime. Partout ailleurs elle semblait recouverte d'une couche conjonctive mince, se continuant sans ligne de démarcation avec le tissu propre du tarse, au point qu'il était impossible d'en détacher la masse sans dissection ni excision.

Étude microscopique. — Ainsi qu'on le voit sur la figure 1, pl. 1, qui représente une coupe perpendiculaire intéressant à la fois la masse néoplasique, la portion attenante du tarse et la conjonctive voisine, la totalité du produit morbide se trouve constituée par des cellules rondes, granuleuses, se colorant par le carmin. Celles-ci ont, en un mot, tous les caractères des cellules dites embryoplastiques telles qu'on les retrouve dans le tissu des bourgeons charnus. Nulle part nous n'avons pu distinguer dans l'épaisseur du tissu nouveau des éléments épithéliaux, pas plus que des éléments graisseux ; les vaisseaux faisaient également défaut. En un point seulement (*b*) nous avons pu distinguer sur la coupe deux espaces ronds rapprochés l'un de l'autre, dépourvus d'épithélium à leur face interne, et qui représentent très-probablement la coupe de deux canalicules glandulaires de second ordre, atrophiés et dépouillés de leur revêtement épithélial. Du côté de la conjonctive (*a a*) la tumeur ne se trouve pas nettement limitée comme du côté de la peau. On voit çà et là de petites masses granulomateuses en apparence indépendantes de la portion principale (*c c*) et qui s'avancent jusque dans l'intérieur du derme muqueux. On y voit aussi la coupe de deux conduits glandulaires représentés sur la figure par deux cercles granuleux (*d d*) avec un point clair au centre.

Une partie intéressante de la préparation est celle du tarse attenant à la tumeur, et qu'on voit à l'extrémité supérieure de la figure. On y distingue sur plusieurs points (*b' b' b'*) de grands espaces vides à côté desquels il y en a d'autres plus petits, tous bordés par de l'épithélium et des globules graisseux jaunâtres. Nous pensons qu'il s'agit là de la coupe de glandes de Meibomius, dont les unes ont conservé leur volume normal tandis que les autres se trouvent élargies. Autour de ces groupes glandulaires on aperçoit nettement, sous forme de stries transversales, le tissu fibreux du tarse, qui se continue sans ligne de démarcation avec le stroma de la conjonctive. Au voisinage de la tumeur, le tissu conjonctif devient moins dis-

tinct et perd son aspect régulièrement strié. Il est aisé de
constater sur la figure que la portion de conjonctive correspondant à la tumeur se trouve distendue, amincie et dépourvue des saillies papillaires qu'on aperçoit très-nettement de *a*
en *b'* sur la portion de conjonctive qui est en rapport avec la
partie restée saine du tarse.

Remarques. — C'est à tort que les auteurs classiques
avaient considéré le chalazion comme un *kyste* dont l'enve-
loppe serait constituée par les parois d'une glande de Meibomius, et le contenu par le produit de sécrétion de cette glande.
Actuellement cette erreur tend à être abandonnée (voyez
Sœmisch und Graefe's Handbuch). Pour notre compte, il y a
très-longtemps que nous nous sommes départi de cette
manière de voir, en nous fondant sur ce fait que, lorsqu'on
pratique l'ablation de la petite tumeur sur le vivant, jamais
on ne trouve une paroi distincte du reste de la masse néoplasique et que le tissu de celle-ci est invariablement constitué,
non par de l'épithélium et des éléments graisseux, véritables
produits de rétention de la glande, mais bien par du tissu sarcomateux. Quand le tissu sarcomateux ou embryonnaire en
question est enlevé par le chirurgien, au milieu d'une de ces
poussées inflammatoires à répétition dont les chalazions
deviennent si souvent le siége, on trouve celui-ci ramolli au
centre, parfois même transformé en pus ou en un liquide
filant. Cette double métamorphose purulente et colloïde, jointe
à la structure histologique du néoplasme qui, comme le
démontre la figure ci-dessus, est essentiellement composé de
cellules embryoplastiques, prouve qu'il s'agit ici non d'un
kyste, mais d'un *sarcome inflammatoire*, de ceux que Virchow
désigne sous le nom de *granulomes*, à cause de leur ressem-
blance histologique avec le tissu des bourgeons charnus et
des fongosités des plaies.

La production dont il s'agit, loin de naître dans l'intérieur
d'un conduit meibomien, l'englobe au contraire et le com-

prime de toutes parts. Par suite de cette compression, celui-ci souffre dans sa nutrition au point de perdre sa structure épithéliale, en même temps qu'il cesse de livrer passage au liquide sécrété par la glande. Il n'est donc pas étonnant qu'on puisse le trouver vide, ainsi qu'on le voit sur la préparation (*b b*).

Les détails qui précèdent étant bien compris, on s'explique comment il se fait que les orifices des glandes de Meibomius ne se montrent presque jamais oblitérés, et que la masse puisse, en se développant librement dans le tissu propre du tarse, acquérir parfois un volume considérable (celui d'une noisette et même davantage).

On nous demandera sans doute quelle est la cause qui provoque ainsi, autour d'un ou de plusieurs des conduits de Meibomius, la production de ce tissu embryonnaire. Évidemment, ce ne peut être que l'inflammation des parois propres de ces conduits. Partie de là, l'inflammation gagne de proche en proche le tissu fibro-conjonctif du tarse, la conjonctive en arrière, et le tissu lamineux, intermédiaire au muscle orbiculaire et au cartilage tarse, en avant. C'est sans doute l'extension parfois exagérée de l'élément morbide en question qui a pu faire croire à tort à Thomas, de Tours (1), que le chalazion provenait du tissu conjonctif sous-musculaire de la paupière, et non, comme cela avait été admis de tout temps, et comme cela nous paraît mis hors de doute, du tissu propre du tarse.

Quant à la question de savoir quelle est la cause de l'inflammation des parois du conduit glandulaire, on peut supposer qu'elle est due soit à une altération physique (épaississement) ou chimique du produit de la sécrétion, soit à une inflammation propagée de l'extérieur (conjonctivite tarsienne) vers l'intérieur de ce conduit, et de là dans le tissu du tarse. Cela étant, on comprend sans peine que l'herpé-

(1) Thomas, de Tours, *Thèse de Paris*.

tisme, le lymphatisme, les troubles de la menstruation et de
la digestion puissent influer sur l'apparition du chalazion et
sur le retour des poussées inflammatoires qui l'accompagnent.

Une dernière remarque en faveur de la nature inflammatoire
du produit morbide, c'est que la tumeur peut non-seulement
suppurer, devenir colloïde, ou se terminer par induration,
mais parfois se résoudre et disparaître soit spontanément, soit
sous l'influence d'un traitement antiphlogistique et résolutif
local (cataplasmes émollients, badigeonnages de teinture
d'iode, etc.).

Pour notre compte, nous attachons une mince importance
à la présence ou à l'absence des cellules dites *géantes* (Riese-
zellen) ou myéloplaxes, rencontrées par certains auteurs qui,
à cause de cela, ont donné au chalazion la dénomination quelque peu pompeuse de *sarcome giganto-cellulaire* (1 et 2).

(1) Vicenciis, Naples, 1875.
(2) Fuchs, *Archiv. für ophthalm.*, année 1878, t. XXIV, p. 124 à 146.

II. — MÉLANO-SARCOME DE LA CONJONCTIVE

(PL. II, FIG. 1, 2. 3.)

OBSERVATION II. — M. R..., vieillard de soixante-dix-neuf ans, tempérament vigoureux et constitution extrême-ment robuste, d'une grande sobriété, ayant toujours mené la vie la plus réglée, n'a jamais eu de maladies, sauf des fièvres intermittentes tierces, il y a sept ans, à la suite d'un séjour prolongé et très-fatigant dans les marais de la Vendée. Ces fièvres durèrent pendant tout un hiver; elles cédèrent à l'em-ploi du sulfate de quinine et n'ont plus reparu que deux fois en quelques accès isolés.

A l'âge de seize ans, il fit une chute à la suite de laquelle il conserva toute sa vie une toute petite plaque, comme ecchy-motique, à la partie externe de la cornée (œil gauche). La vision n'en fut pas moins excellente. M. R... lit du matin au soir, sans lunettes, les caractères même les plus fins.

Dans l'été de 1875, vers le mois de juillet (il y a un an de cela), apparut un petit point noirâtre sur l'emplacement même de l'ecchymose; ce point ne-tarda pas à s'accroître: il avait l'apparence d'une grosse tête d'épingle, lorsque deux chirurgiens de la ville habitée par le malade furent appelés à l'examiner. Le diagnostic porté, après examen ophthal-moscopique, fut mélanome. On ne fut pas d'avis d'opérer.

Bientôt la petite tumeur gagna de plus en plus, princi-palement vers le champ pupillaire; elle ne tarda pas à rétrécir considérablement la vision, et lorsque le malade se présenta à nous, en mai 1876, nous aperçûmes la partie antérieure du globe oculaire complétement recouverte par une tumeur d'aspect noir grisâtre, constamment baignée par un suintement sanieux, sans odeur; elle était du reste indolente, quasi molle.

Pl. II.

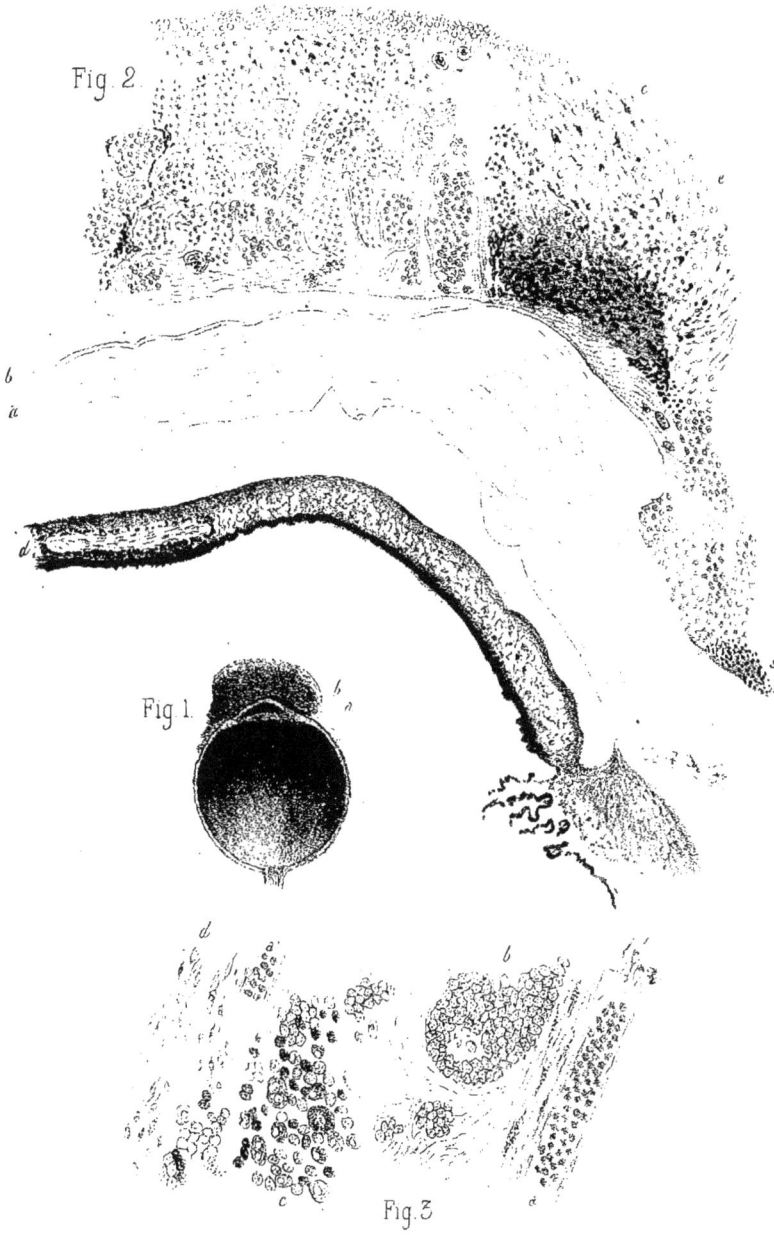

Fig. 2

Fig. 1.

Fig. 3.

La vision étant absolument abolie de ce côté, l'œil répondant aux mouvements tout comme l'œil droit tout à fait sain, et vu la santé excellente du malade, nous résolûmes de pratiquer l'énucléation.

L'opération eut lieu le 10 mai; le chloroforme fut difficilement supporté. Au moment où l'aiguille pénétra dans le globe oculaire, il s'écoula une humeur vitrée, fluidifiée, jaunâtre. Rien autre à signaler. Un phlegmon de l'orbite se déclara deux jours après l'opération; sous l'influence d'un traitement énergique : scarifications multiples, frictions mercurielles, sangsues à la tempe, cataplasmes, éméto-cathartiques répétés, etc., on put arriver à juguler cette complication.

Le malade quitta Paris dans les premiers jours de juin pour retourner en province; des soins de propreté minutieux furent recommandés et pratiqués plusieurs fois par jour dans la cavité orbitaire.

Actuellement (septembre 1876) le malade a repris toutes ses habitudes, lit autant que par le passé; la santé générale est aussi parfaite que possible.

Examen macroscopique et histologique. Pl. II, fig. 1. — C'est une coupe antéro postérieure de l'œil gauche, faite suivant le méridien horizontal (grandeur naturelle). On voit en *ab* la masse néoplasique qui adhère à la partie externe *a* de la cornée et à la conjonctive adjacente. Plus loin, elle ne fait que coiffer la totalité de la cornée sans y adhérer, ainsi qu'on le voit par le trait noir *b*.

Fig. 2. — Coupe horizontale passant par le pédicule de la tumeur et la moitié correspondante de la cornée. Sur cette figure, on voit la tumeur confondue intimement avec la conjonctive, l'épisclère et la terminaison de la sclérotique, ainsi qu'avec la portion périphérique de la cornée *ab*. La masse morbide, libre de toute adhérence avec la cornée, ne fait que la coiffer, ainsi qu'il a été dit précédemment. Il est à noter, toutefois, que toute la portion libre de la face antérieure de

la cornée, malgré son indépendance de la tumeur, se montrait
complétement dépourvue d'épithélium; seule la membrane
élastique de Bowman, *b*, servait de limite antérieure à la
cornée. L'examen histologique de la masse démontre qu'il
s'agit d'un néoplasme mixte formé en partie d'éléments
épithélioïdes, sphériques, bien que légèrement polygonaux par
pression réciproque. Ces éléments, granuleux et pourvus de
mollécules pigmentaires pour un certain nombre d'entre eux,
sont disposés sous forme de globes, *b*, séparés par des cloisons
lamineuses, pourvues elles-mêmes çà et là de cellules fusiformes représentées en *d*, fig. 3.

A la face antérieure du milieu de la tumeur, on trouve un
épithélium pavimenteux stratifié; plus loin, en *c*, fig. 2, cet
épithélium disparaît et la masse *e* est formée presque exclusivement d'éléments fusiformes et d'éléments mélaniques disséminés par place et accumulés sur d'autres points. Plus en
arrière, le néoplasme s'amincit et l'on ne trouve presque plus
que des cellules arrondies embryoplastiques, et en S, point de
départ de la tumeur, de véritables globules sanguins représentés par un pointillé noir. Il est à ajouter que des granulations noires se retrouvent disséminées en petites quan-
tités dans les parties antérieures de la tumeur, où l'on voit
également, çà et là, la coupe de vaisseaux sanguins en voie
de formation. Tout à fait en arrière, fig. 2, on aperçoit la
coupe de l'iris et des procès ciliaires qui n'offrent rien d'anormal. En *d*, on y distingue même fort bien la coupe ellipsoïde
du muscle constricteur de la pupille divisée suivant un plan
tangent à l'orifice pupillaire.

Fig. 3. — Fragment de la tumeur pris vers son centre et
grossi 290 fois. On y voit, réunis dans une même place, les éléments divers qui constituent la masse. En *a a'*, vaisseaux de
nouvelle formation remplis de globules. En *b*, globe épider-
mique principal. En *c*, grandes cellules, dont quelques-unes
à plusieurs noyaux; un certain nombre d'entre elles sont
infiltrées de pigment. En *d*, éléments fusiformes.

On peut conclure d'après cela qu'il s'agit d'un *épithélio-sarcome* vasculaire et mélanique, ayant pour point de départ le limbe conjonctival, la portion correspondante de l'épisclère ainsi que le point de jonction de la cornée avec la sclérotique.

Remarques. — Les tumeurs mélaniques, autrement dit noires, de la conjonctive, réputées par les uns comme des cancers, par d'autres comme des tumeurs épithéliales ou épithélioïdes, par d'autres encore comme des sarcomes, ne sont pas rares. — Wirchow (1), Hirschberg (2), Langhans (3), Heddœus (4), Manz (5), Schmidt (6), Seitz (7), Wecker (8), et d'autres encore en citent des exemples.

De l'étude de ces faits découle un détail à peu près constant, c'est que la tumeur née des couches profondes de la conjonctive et de la partie correspondante de l'épisclère, au voisinage du limbe, recouvre ultérieurement, *sans y adhérer*, la face antérieure de la cornée, au point parfois de la cacher complétement. C'est ce qui existait en particulier chez notre malade, chez qui la masse adhérait intimement à la sclérotique sous-jacente, mais sans y pénétrer très-profondément. Cette disposition mérite d'être retenue lorsqu'il s'agit d'opérer, en ce sens qu'elle permet souvent d'extirper la tumeur en respectant l'œil, qui redevient utile à la vision. La seule chose qu'on ait à craindre, ce sont les récidives sur place qui ont été notées, sinon toujours, au moins très-souvent. Tel était le cas dans la *seconde* observation de Langhans, où la récidive s'est montrée au bout de deux ans. Dans l'observation citée par de Wecker, la récidive eut également lieu, seulement ici la pre-

(1) Virchow, *Krankhafte Geschwülste*, Bd II, p. 122.
(2) Hirschberg, *Virchow's Arch.*, Bd L, 1. H.
(3) Langhans, *Ibid.*, Bd XLIX, p. 117.
(4) Heddœus, *Arch. f. Ophthalm.*, Bd VIII, Abt. 1, p. 323.
(5) W. Manz, *Arch. f. Ophthalm.* Bd XVII, Abt. 2, p. 204-227.
(6) Schmidt, *Ibid.*, Bd XVIII, Abt. 2, p. 115.
(7) Seitz, *Handbuch der gesammten Augenheilkunde.* Erlangen, 1855, p. 99.
(8) Wecker, *Traité théorique et pratique des maladies des yeux*, t. I, p. 198.

mière extirpation de la tumeur avait été incomplète. Enfin, dans le cas de Seitz, il y eut trois récidives.

Le volume de la tumeur varie suivant les cas et aussi suivant la durée plus ou moins longue du mal. Chez notre malade, la tumeur avait le volume d'une grosse noisette; il en a été de même chez le malade de Heddœus. La tumeur observée par de Wecker offrait le volume d'une fève, et c'est également à une petite fève que Seitz compare celle de son malade. Enfin Manz assigne à la tumeur qui s'est offerte à lui le volume d'une demi-noix, recouvrant la cornée dans sa totalité.

Bien que lisses à la surface, ces tumeurs sont le plus souvent lobulées, et il n'est pas rare de constater pour chaque lobe une consistance et parfois une coloration différentes. — Cette dernière varie du gris brunâtre au noir le plus foncé. Bien plus rarement la tumeur est complétement dépourvue de pigment noir, comme dans l'une des cinq observations publiées par Schmidt.

La consistance généralement molle de la tumeur rappelle celle des sarcomes. Sauf la gêne qui résulte de l'interposition de la masse entre la cornée et les paupières, il n'y a pas de douleurs. Très-souvent au contraire on observe une sécrétion muco-purulente. Le larmoiement fait généralement défaut, sauf dans les cas où la tumeur, par suite de son siége, comprime le conduit lacrymal inférieur, qui, comme on sait, est la principale voie d'excrétion des larmes.

Pour ce qui est de la structure intime de ces tumeurs, il semble résulter des observations publiées jusqu'ici qu'on doive les rattacher aux sarcomes mélaniques, avec cette particularité toutefois que les éléments constitutifs n'offrent pas partout la même disposition. C'est ainsi qu'en certains endroits il s'agit d'éléments fusiformes, qu'ailleurs on a affaire à des cellules embryoplastiques arrondies, et que sur d'autres points ces mêmes éléments pressés entre eux représentent des globes épithélioïdes.

Cette diversité de structure explique sans doute les divergences des auteurs sur la nature de ce néoplasme. Nous avons suffisamment décrit le côté histologique de la tumeur qui nous est propre pour que nous n'ayons pas à y revenir. Parmi les faits publiés par d'autres, nous relevons les particularités suivantes. — Dans le cas de Jæger on a trouvé : 1° des cellules épithéliales dont certaines contenaient du pigment ; 2° des noyaux libres ; 3° des granules pigmentaires ; 4° de grandes cellules arrondies à gros noyaux, mais point de cellules à prolongements. — Schmidt classe les *quatre* premières tumeurs observées par lui parmi les cancers mélaniques, ce qui ne manque pas que d'être vague ; tandis que la *cinquième*, non mélanique, se rapprochait manifestement, dit-il, des sarcomes à petites cellules. — La tumeur enlevée par de Wecker fut examinée par Cornil qui l'a caractérisée comme un sarcome mélanique.

Seitz, dans l'observation qui lui est propre, parle de grandes cellules rondes contenant du pigment. — Enfin, Manz décrit : 1° des colonnes aplaties composées de grosses cellules fusiformes à noyaux volumineux ; 2° entre elles, des amas de *cellules épithélioïdes* variables de forme et souvent pigmentées ; 3° de petites cellules rondes le long des vaisseaux ; 4° des cellules rondes plus volumineuses que les précédentes et à noyau dans la lumière des vaisseaux ; 5° du tissu connectif et des vaisseaux sanguins nombreux et larges ; 6° du pigment très-irrégulièrement réparti, presque toujours dans les cellules.

Les détails histologiques qui précèdent concordent entièrement avec ce que nous avons été à même d'observer dans le cas qui nous est propre, aussi nous insisterons tout particulièrement sur la présence de ces amas de cellules *comme épithéliales* qui peuvent faire hésiter l'observateur entre le sarcome et l'épithélioma vrai, au point de vue du classement de la tumeur. Heureusement qu'ici la présence en grand nombre d'éléments embryonnaires et fusiformes n'a pu nous laisser aucun doute, ainsi qu'à Manz, sur la nature essentiellement *sarcomateuse* du néoplasme.

Une dernière question qui reste à résoudre, c'est celle de savoir quelle est l'origine du pigment qu'on trouve au sein de ces tumeurs.

Pour Langhans le pigment en question se forme exclusivement des corpuscules sanguins contenus dans les cellules parenchymateuses. Manz, dans l'observation déjà citée, fait remarquer que les grains pigmentaires les plus gros avaient une forme discoïde et sphérique, rappelant les globules rouges du sang. En outre, ce pigment résiste moins aux réactifs que le pigment noir physiologique, d'où l'auteur conclut qu'il doit provenir d'infarctus hémorrhagiques en voie de métamorphose, bien qu'on ne puisse préciser les phases par lesquelles celle-ci passe.

Pour corroborer cette manière de voir, qui nous paraît être la vraie, nous ferons observer que chez notre malade l'origine du mal paraît avoir été un épanchement sanguin traumatique survenu plusieurs années auparavant. On conçoit d'ailleurs que, même sans traumatisme préalable ou concomitant, la tumeur généralement pourvue de vaisseaux nombreux (celle de Manz saignait souvent au point de donner lieu à de petites hémorrhagies) puisse devenir le siège d'apoplexies interstitielles, par rupture de ces mêmes vaisseaux.

Dans la presque généralité des cas la cornée, bien que recouverte par la tumeur, fut trouvée intacte, sauf au niveau de l'insertion de la masse morbide au limbe scléro-cornéal. Tout au plus l'épithélium est détruit, mais la membrane de Bowman résiste longtemps et s'oppose à la pénétration. Une fois cette couche disparue, le tissu propre de la cornée se trouve rapidement envahi, à l'exception toutefois de la membrane de Descemet et de l'endothélium, qui constituent une nouvelle barrière presque infranchissable.

Au point de vue des causes, il est à noter que ces tumeurs

mélaniques du limbe scléro-cornéal avec participation de la conjonctive se sont montrées chez des individus âgés.

C'est ainsi que notre malade s'est aperçu de sa tumeur à l'âge de soixante-dix-huit ans seulement. Celui de Heddœus, également un homme, en avait cinquante et un, lors de la première apparition de la tumeur; lorsqu'il fut observé il en avait cinquante-quatre. La femme citée par Manz accusait soixante-cinq ans et sa tumeur remontait à deux ans seulement. Le malade de de Wecker avait soixante-dix ans; enfin celui de Seitz cinquante et un, et la tumeur remontait à deux ans et demi. On peut donc poser en règle que c'est à partir de quarante-cinq à cinquante ans que ces tumeurs se montrent de préférence. On sait qu'il en est de même du cancer des téguments.

Pour ce qui a trait à la thérapeutique, nous pensons, d'après tout ce qui a été dit précédemment, qu'il faut, avant de procéder à l'énucléation du globe, s'enquérir si l'extirpation de la tumeur seule avec conservation de l'œil n'est pas chose possible. La crainte qu'on puisse conserver en pareil cas, c'est la récidive sur place, aussi, faut-il se mettre en mesure de tout enlever. Même alors, toute *crainte* de récidive ne sera pas entièrement dissipée.

III. — OSSIFICATION DU CRISTALLIN

(Pl. III, fig. 1, 2, 3. — Pl. IV, fig. 1, 2. — Pl. V, fig. 1, 2, 3.)

Observation III. — Girondeau (Joséphine), quinze ans, entrée le 6 juin 1876, salle Sainte-Marthe *bis*, n° 9, a perdu l'œil gauche à l'âge de quatre ans, à la suite d'ophthalmies répétées. Depuis plusieurs années, la vue est troublée du côté droit ; plusieurs kératites de ce côté. Douleurs dans le côté droit de la tête depuis environ dix mois.

Le 18 juin, énucléation de l'œil gauche, qu'on trouve petit, déformé et dur ; à l'intérieur, ossification du cristallin.

Pl. III, fig. 1. — Coupe antéro-postérieure de l'œil, passant par le centre de la cornée et par le centre du nerf optique. Grandeur naturelle. On voit en avant la cornée réduite de volume, mais globuleuse. La chambre antérieure est absente, et contre la face postérieure de la cornée, on trouve appliqué un petit stratum noirâtre qui représente les restes altérés de l'iris. Immédiatement derrière on rencontre une masse osseuse ayant la forme du cristallin et représentée en blanc sur la figure. Cette masse, d'une consistance dure, offre une limite nette avec une surface lisse en avant, tandis qu'en arrière elle semble se continuer avec le tissu fibroïde qui, sous la forme d'un cône, s'étend de la face postérieure et des bords latéraux du cristallin jusqu'au nerf optique, en s'amincissant de plus en plus. En S, sclérotique fortement épaissie, surtout là (côté droit de la figure) où l'œil avait le plus perdu de sa forme. L'entrée du nerf optique est très-petite et son tissu propre offre une couleur grisâtre. La choroïde présente encore son aspect noirâtre et ne paraît pas très-profondément altérée. Ce qu'on peut déduire de cette étude macroscopique, c'est qu'il s'agit ici d'un ancien décollement

Pl. III.

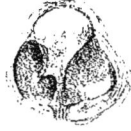

Fig. 1.

Fig. 2

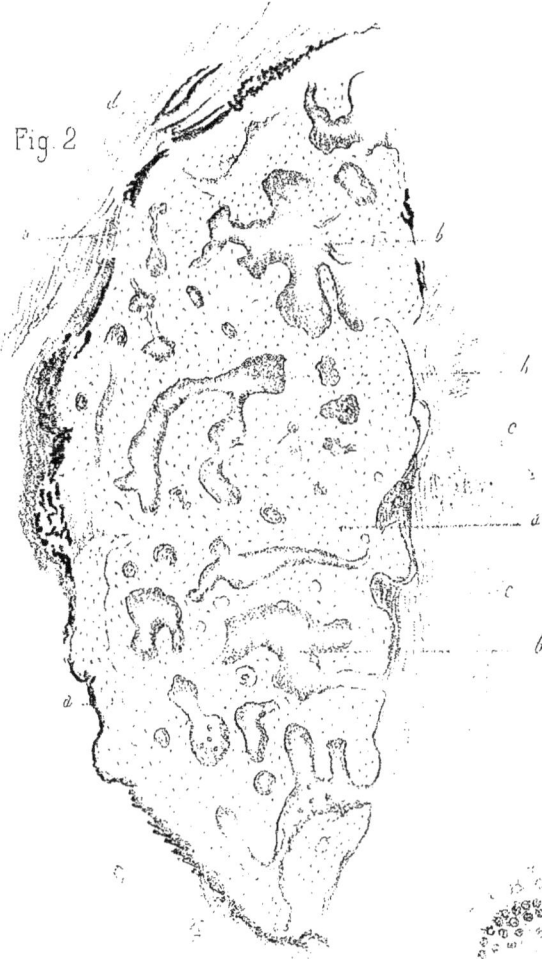

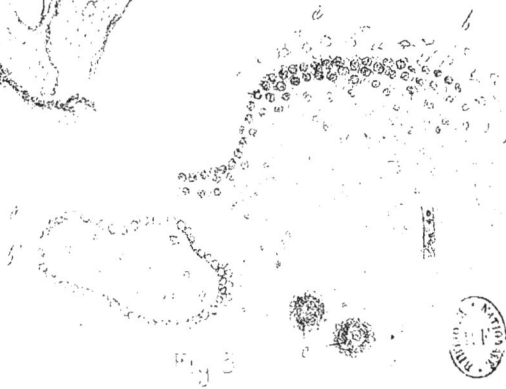

Fig. 3.

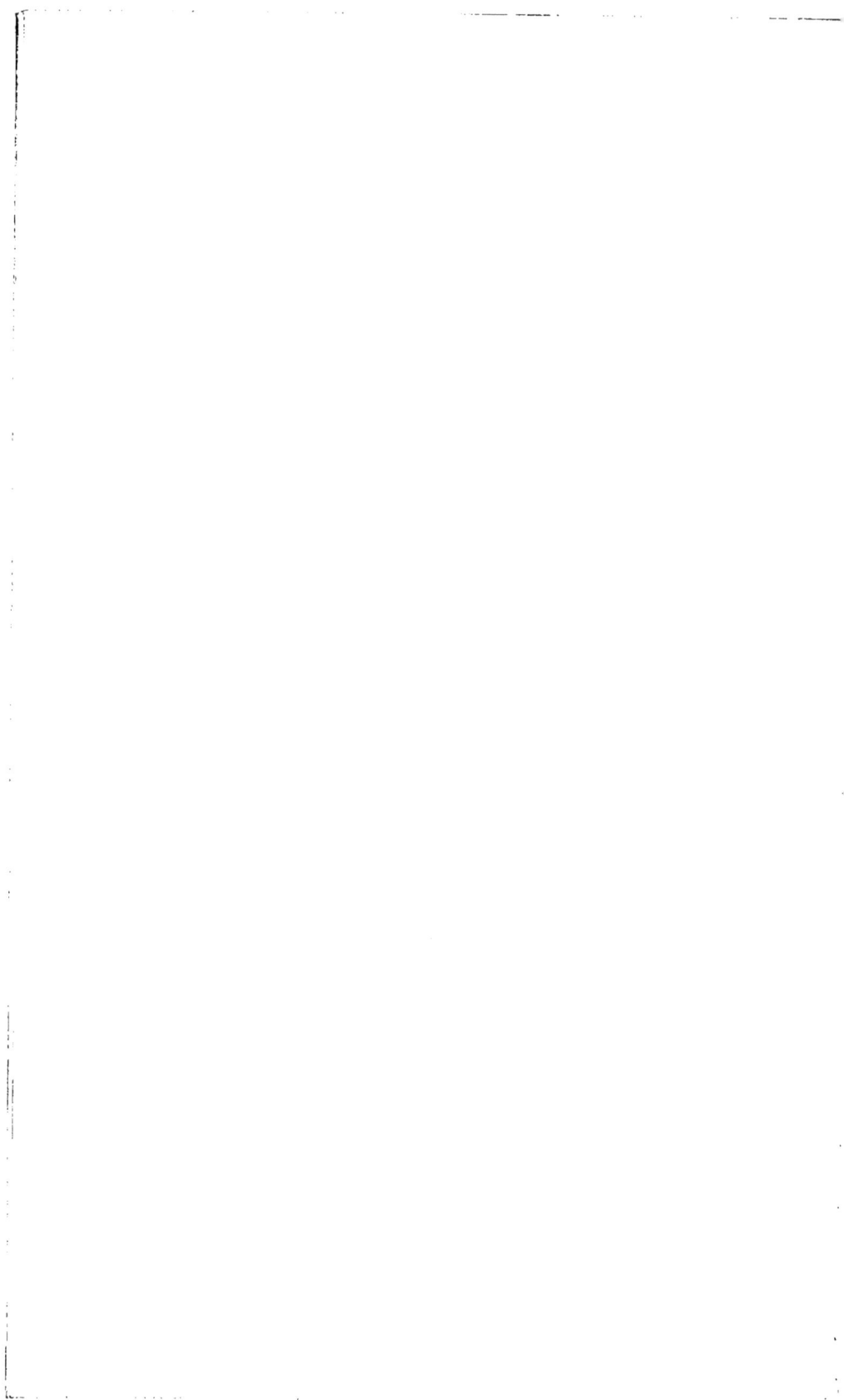

de la rétine avec altération du corps vitré et du tissu propre du cristallin. Dans la partie intermédiaire à ce qui devait être la rétine décollée et la choroïde, se trouvait un liquide épanché qui s'est coagulé sous l'action de la liqueur de Müller.

La figure 2 représente une coupe suivant l'un des méridiens de la masse ossifiée du cristallin. Grossissement de 25 diamètres.

Cette coupe permet de constater une organisation osseuse des plus parfaites, ainsi qu'on peut le voir en *aa*. De grandes cavités médullaires *bbb* s'y font également observer, à côté desquelles on en voit d'autres plus petites et plus régulièrement arrondies. Probablement qu'il s'agit ici de cavités médullaires perpendiculaires aux premières, et qui se présentent suivant leur petit axe. A la périphérie de l'ossification, on observe en avant (côté gauche de la figure) une délimitation très-nette, bien que sinueuse, teintée par places en noir par les restes de la couche uvéale de l'iris qui y adhère. Aux deux extrémités supérieure et inférieure de la préparation, on aperçoit, en outre, la terminaison des procès ciliaires également altérés. Plus en avant, on distingue le tissu altéré de la cornée, qui n'a été qu'indiqué en partie sur la figure, et seulement en vue de représenter l'adhérence de la couche uvéale avec la face profonde de la cornée. Le tissu propre de la cornée est altéré et offre l'aspect d'un tissu de cicatrice, indice certain d'une ancienne perforation ou pour le moins d'un leucome de vieille date. Les sinuosités de cette face antérieure du cristallin rappellent tout à fait celles représentées par une capsule cristalline flétrie, et, ainsi que nous le verrons à propos de la figure 1 de la planche IV, les restes de la cristalloïde antérieure s'y trouvent. En arrière (côté droit de la figure), la masse osseuse est délimitée, comme en avant, par une ligne fortement ondulée qui rappelle les contournements de la cristalloïde postérieure. Ainsi que nous le verrons sur les figures 1 et 2 de la planche IV, on y retrouve des portions de cette cristalloïde, qui semble brisée sur certains points et déformée sur d'autres. Il existe de grandes cavités médullaires qui arrivent jusqu'à la surface postérieure de la masse ossifiée et qui se continuent avec une couche de tissu fibroïde stratifié *cc*. De là, le tissu fibroïde en question se confond graduellement avec le tractus fibreux, qui va jusqu'au nerf optique (*voy.* pl. III, fig. 1). La même planche, figure 3, représente un espace médullaire grossi à 290 diamètres. Sur cette préparation, on voit tous les éléments constitutifs de ces espaces qui sont remplis presque en entier par du tissu conjonctif fibrillaire, pourvu de vaisseaux. Les autres éléments qu'on y rencontre sont : 1° des éléments fusiformes et de petites cellules rondes dont le nombre croît en se rapprochant des parois de l'espace médullaire; 2° tout à fait à la périphérie, au contact même du tissu osseux environnant pourvu d'ostéoplastes, des cellules rondes légèrement granuleuses et disposées en une ou plusieurs rangées. — Ces derniers éléments *aa* se distinguent des autres en ce qu'ils sont fortement teintés par la liqueur de Müller. La purpurine les colore aussi en rouge intense et au même degré que les ostéoplastes voisins *b*. Leur stratification tout contre les parois osseuses, leur configuration et les propriétés microchimiques précédemment indiquées prouvent bien qu'on a affaire à des *ostéoblastes*. Outre ces éléments caractéristiques des os en voie d'évolution, on observe dans la cavité médullaire quelques globes arrondis *c*, grenus à la surface, très-fortement colorés par la purpurine, et qui, examinés à la lumière polarisée, se caractérisent très-nettement comme étant des amas de substance calcaire. Sur la gauche de la figure en *b'*, on voit un petit îlot devenu osseux dans sa totalité, et autour de lui une couche uniforme d'*ostéoblastes a;* ceux-ci l'entourent de tous côtés et l'isolent des autres éléments de l'espace médullaire.

Pl. IV, fig. 1. — Coupe transversale d'ensemble du cristallin ossifié. — Grandeur, 80 diamètres. On voit sur

Pl. IV.

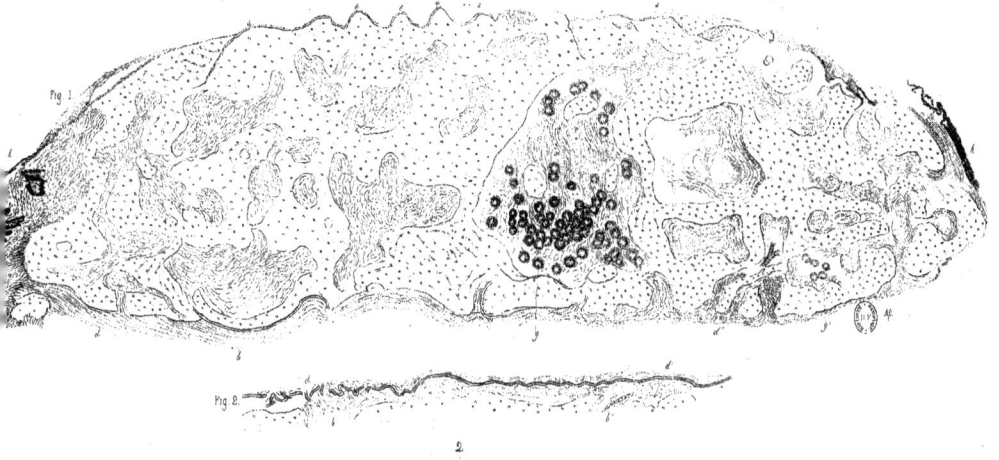

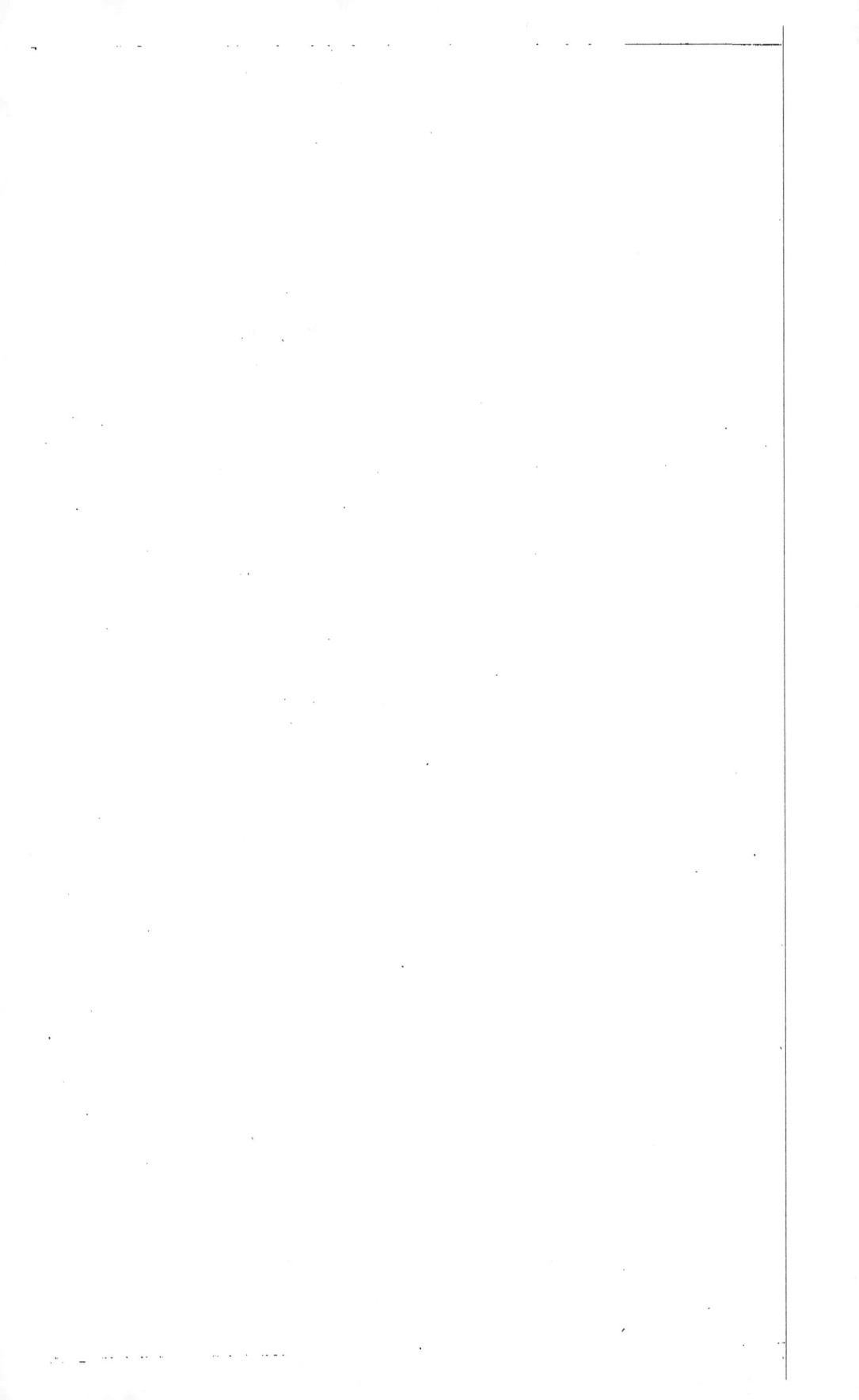

cette figure tous les détails précédemment décrits, le tout avec une plus grande netteté. Il est toutefois à signaler que pour en simplifier la reproduction, on a négligé de représenter partout les vaisseaux sanguins nombreux qui sillonnaient les espaces médullaires. On s'est attaché surtout à indiquer les restes de la capsule, principalement visibles le long de la surface mamelonnée antérieure en *aaa*, ainsi que sur différents points de la face postérieure en *b*.

La figure 2 de la même planche, provenant d'une autre préparation, montre plus nettement encore la cristalloïde postérieure *dd* sous la forme d'une ligne horizontale ondulée, et qui, à l'extrémité gauche de la figure, semble comme chiffonnée et brisée. Ce point correspond précisément à un des endroits où l'espace médullaire *b* se continuait avec le tractus fibroïde de la cavité hyaloïdienne de l'œil. Vers l'extrémité droite, il existe un autre espace *b'*, où la portion correspondante de la capsule paraît intacte, et où il existe en outre la coupe oblique d'un vaisseau sanguin. Revenant à la figure 1, nous ferons observer la disposition des globes calcaires qui existent en grand nombre dans l'un des espaces centraux les plus grands, G, ainsi que dans un second espace plus petit situé vers l'extrémité droite de la préparation, G'. Ces globes calcaires reflètent vivement la lumière au centre, tandis que leur périphérie, nettement délimitée, semble constituée par une série d'aspérités, disposée à la surface à l'instar d'un collier de petites perles.

Nous appelons particulièrement l'attention sur la disposition des tissus, aux deux extrémités de la préparation. A cet endroit toute trace de capsule fait défaut, et les procès ciliaires, complétement altérés, adhèrent d'une façon intime au tissu fibreux périostal et endostal, espèce de gangue, où a pris sans doute naissance la substance osseuse du cristallin. Ce fait conduit à penser que c'est par la région de l'équateur cristallinien qu'a dû procéder la substitution du tissu propre du cristallin par du tissu conjonctif d'abord, et par du tissu osseux ensuite. Ce qui confirme cette manière de voir, c'est précisément la conservation partielle des deux cristalloïdes antérieure et postérieure, ainsi que cet autre fait que le diamètre antéro-postérieur de la production représente les proportions d'un cristallin à peu près normal, tandis que son diamètre transversal paraît plus long. Ajoutons que les bords de la nouvelle production osseuse sont obtus, au lieu du bord tranchant propre au cristallin normal. Cela est surtout évident vers l'extrémité gauche de la préparation.

La planche V, fig. 1 (310 diamèt.), représente l'îlot d'ossification le plus voisin des procès ciliaires P*c*, pris sur la même préparation qui a servi pour la grande planche.

Sur cette figure, on voit nettement la continuité établie par du tissu conjonctif entre la nouvelle production osseuse et le tissu altéré des procès ciliaires.

La figure 2 montre un fragment de ce tissu conjonctif, infiltré lui-même d'un grand nombre de cellules embryoplastiques disposées en séries, et aboutissant vers l'extrémité droite de la figure à la couche des ostéoblastes *d*.

La figure 3 (160 diamèt.) est destinée à faire voir principalement les vaisseaux capillaires remplis de globules rouges qui parcourent les espaces médullaires; quelques-uns de ces capillaires sont coupés en long, d'autres en travers.

Remarques. — L'ossification véritable de la lentille cristalline, qu'il ne faut pas confondre avec l'encroûtement calcaire partiel ou total de cet organe, a été très-rarement observée. Cette métamorphose est à peine citée par les auteurs classiques, et, si l'on en parle, c'est pour faire observer simplement que les phases par lesquelles passe l'ossification ayant échappé à l'observation, on ne saurait rien en dire de précis.

La première question qui se présente est celle de savoir si le cristallin, organe d'origine épithéliale, peut se transformer directement en tissu osseux; ou bien s'il doit, avant

Pl. V.

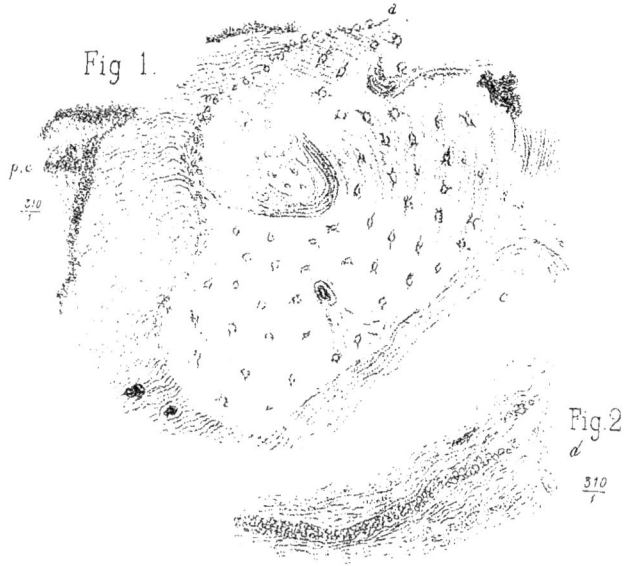

Fig 1.

Fig 2

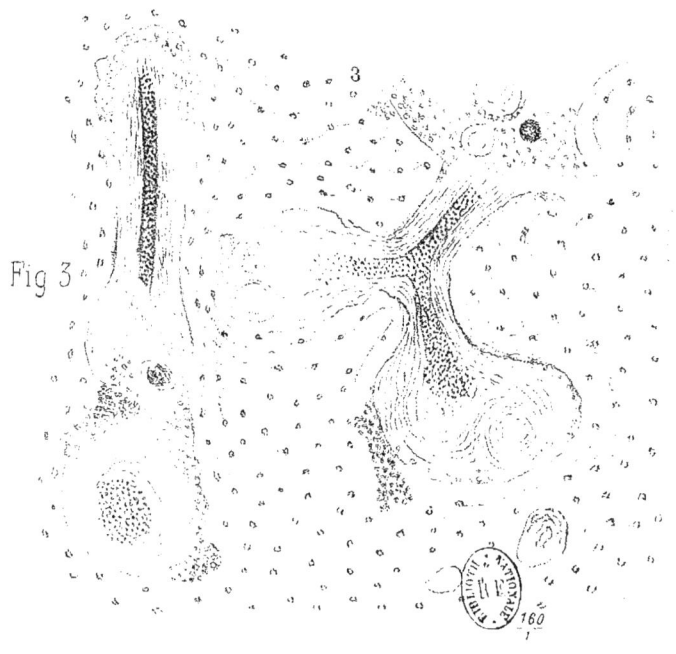

Fig 3

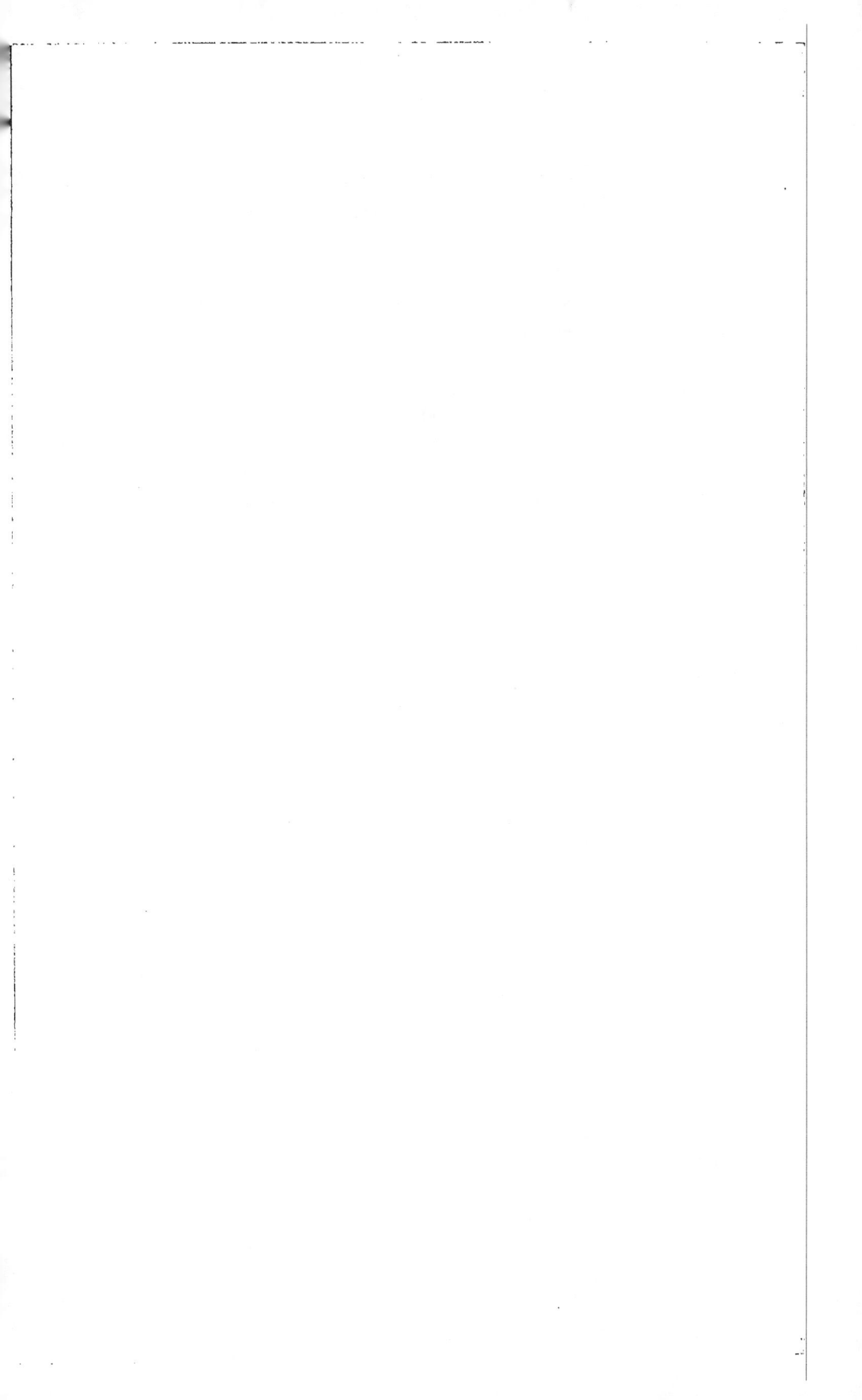

de subir cette métamorphose, disparaître pour faire place à du tissu conjonctif qui s'ossifie à son tour.

La première de ces deux hypothèses a évidemment contre elle tous les faits connus en anatomie pathologique générale, tandis que la seconde est parfaitement en rapport avec ce qui s'observe dans les autres tissus, et en particulier dans les tendons et dans la choroïde, où le tissu osseux se développe aux dépens des éléments conjonctifs et fibreux.

Ce dernier point étant acquis, il reste encore à savoir comment procède la substitution conjonctive puis osseuse du cristallin, et quel rôle y joue la capsule. Ce sont là des questions restées obscures jusqu'ici, et auxquelles nous allons tenter de répondre.

Faisons d'abord observer que, dans le cas qui nous est propre, les deux cristalloïdes, aussi bien l'antérieure que la postérieure, quoique plissées, chiffonnées, ou même brisées par places, n'existaient pas moins. C'est sans doute grâce à la présence de la capsule que l'ossification avait revêtu la forme primitive du cristallin. La cristalloïde a joué en quelque sorte ici le rôle de barrière, à l'instar du périoste et du périchondre, pour délimiter l'ossification et lui imposer la forme du cristallin absent. Les figures ci-dessus ne peuvent laisser aucun doute sur la production *endo-capsulaire* du tissu osseux de nouvelle formation; et, comme c'est là un fait important au premier chef, nous avons tenu à soumettre nos préparations à M. Ranvier lui-même, qui, avec sa très-grande compétence en pareille matière, n'a pu conserver le moindre doute sur la présence de la capsule autour de la masse ossifiée.

Des deux cristalloïdes, l'antérieure était ici la mieux conservée. La postérieure, ainsi que cela a été noté plus haut, à propos de la description histologique de la pièce, se trouvait au contraire brisée par places; de là le tissu fibreux endocapsulaire en voie d'ossification se continuait avec la masse fibreuse rétro-cristalloïdienne déjà décrite.

L'examen attentif de la zone équatoriale du cristallin ossifié nous a démontré qu'en ce point la cristalloïde faisait complétement défaut, et que le tissu fibreux environnant se continuait *sans ligne de démarcation* avec les procès ciliaires voisins qui étaient aplatis et entièrement déformés. Ce fait, rapproché de la conservation de la choroïde en arrière, nous a conduit à admettre :

1° Que la maladie, dont l'altération de l'œil et l'ossification du cristallin ont été les suites, n'avait été autre qu'une *iridocyclite plastique* de longue durée ;

2° Que, par suite de ce travail phlegmasique, les procès ciliaires ont proliféré et se sont avancés entre les deux cristalloïdes, en prenant la place du cristallin normal, altéré par compression ou autrement ;

3° Qu'ultérieurement le corps vitré, ayant subi lui-même la transformation conjonctive et s'étant rétracté, a décollé d'une part la rétine, et brisé d'autre part la cristalloïde postérieure sur plusieurs points ; de là sa fusion avec la masse fibreuse intra-cristalloïdienne ;

4° Que finalement cette dernière, étant la plus anciennement formée, a fini par subir la transformation osseuse, probablement en vertu d'un travail ostéogénique, analogue à celui du tissu fibreux des tendons chez les gallinacés.

En résumé, le point de départ de l'ossification de la cavité capsulaire du cristallin paraît avoir été ici le tissu des procès ciliaires en voie de bourgeonnement. Ce fait n'a rien d'étonnant, d'ailleurs, lorsqu'on songe que la choroïde, qui en est la continuation, devient le siége si fréquent et pour ainsi dire de prédilection des ossifications intra-oculaires.

Pl. VI.

Fig 3.

Fig 2.

Fig 1

IV. — IRIDO-CHOROÏDITES CHRONIQUES

Parmi les *neuf* observations qui vont suivre, toutes relatives à des lésions graves de l'œil ayant nécessité l'énucléation du globe, il y en a qui se rapportent à des traumatismes. L'enseignement pratique qui ressort de cette étude, c'est que l'*énucléation* constitue une opération excellente qu'on ne saurait trop prôner en pareils cas, et à laquelle il faut avoir recours aussitôt qu'on le pourra ; de la sorte, non-seulement on arrête du coup les souffrances éprouvées par le malade, mais on met l'autre œil, resté sain, à l'abri des atteintes d'une ophthalmie sympathique, toujours imminente.

L'une de ces observations condamne sans retour l'opération de la *cataracte par abaissement;* parmi les autres on trouvera des détails anatomo-pathologiques qui ne manquent pas d'intérêt.

Irido-cyclite parenchymateuse avec atrophie du globe et accidents glaucomateux, suite d'une blessure de l'œil par un fragment de verre.

(PL. VI, FIG. 1, 2, 3.)

OBSERVATION IV. — M. D..., Valaque, quarante-deux ans, reçut, le 25 septembre 1875, un morceau de verre à vitre tombé de haut sur l'œil droit. Le morceau de verre coupa la paupière supérieure en travers et la peau de la racine du nez, et divisa la sclérotique ainsi que la moitié de la cornée du côté nasal. La vision fut immédiatement abolie sans qu'il survînt un épanchement de sang notable dans la chambre antérieure. La douleur de l'accident ne dura que quelques heures et, dans la nuit du troisième jour, le malade fut pris de douleurs violentes circumorbitaires accompagnées de conjonctivite intense et de fièvre. On lui fit des applications de sangsues et l'on prescrivit un collyre à l'acétate de plomb, ainsi que du sulfate de quinine à l'intérieur. Cinq jours après, la forte attaque d'ophthalmie s'était calmée; seulement, depuis cette époque jusqu'à l'arrivée de M. D... à Paris, le 7 décembre 1875, le malade fut en proie à des attaques douloureuses survenant chaque jour, à peu près régulièrement vers les deux heures de l'après-midi. Ces attaques, dont l'intensité et la durée varièrent, persistaient habituellement jusqu'à six et sept heures du soir, et offraient leur maximum d'intensité de quatre à six heures.

Depuis l'accident l'œil n'a fait que se rapetisser, et aujourd'hui il est réduit de plus de moitié. La cornée reste transparente, sauf sur la ligne de la coupure, qui est enfoncée. Il y a une atrésie de la pupille qui est entièrement occupée par une masse blanche, sous forme de pseudo-membrane. Vision nulle. Sclérotique fortement congestionnée, larmoiement habituel, point de sécrétion conjonctivale. L'énucléation de cet œil fut pratiquée le 4 décembre et, neuf jours après, tout était fini; le 15, le malade alla au théâtre et le 18 il partit pour Nice, où il passa trois mois.

De passage à Paris, nous le vîmes dans un état de santé parfaite : jamais après l'opération il n'a éprouvé la moindre incommodité. Son œil sain ne laissait plus rien à désirer et la difformité de son autre œil se trouvait complétement dissimulée grâce à un œil prothétique.

L'examen histologique de l'œil énucléé après une macération de six semaines dans la liqueur de Müller nous montra toutes les lésions de cet œil concentrées dans l'hémisphère antérieur.

La figure 1 de la planche VI représente une coupe méridienne passant par le centre de la pupille. Disons de suite que la sclérotique et le muscle ciliaire n'offrent pas d'altérations histologiques importantes, probablement parce que la coupe ne correspondait pas à la blessure de la sclérotique. L'épithélium cornéal, la membrane de Bowman et les couches antérieures de la cornée ne présentent rien d'anormal, sauf qu'à la périphérie on y voit des vaisseaux de nouvelle formation, représentés sur le dessin par de grosses lignes transversales noires. Vers le centre, les couches profondes de la cornée étaient en voie de prolifération cellulaire, ce qui est indiqué sur la figure par d'autres lignes foncées ayant la direction des corpuscules de la cornée.

Ces corpuscules ont été représentés, fig. 2 et 3, avec un objectif à immersion. A l'aspect de la figure 3, on croirait avoir sous les yeux un véritable lymphatique cornéal engorgé de globules blancs. La figure 2 représente ces mêmes espaces lymphatiques de la cornée anastomosés entre eux sous forme de réseaux. En un mot, ce serait là des corpuscules cornéaux en voie de prolifération, ou bien, comme le veut Th. Leber, des espaces lymphatiques dilatés de la cornée, remplis de leucocytes.

Une ligne onduleuse transparente *a*, pl. VI, fig. 1, montre en arrière la limite de la membrane de Descemet sur laquelle se trouve comme moulé l'exsudat qui remplit la pupille et toute la partie centrale de la chambre antérieure. Cette masse exsudative se prolonge en arrière jusqu'à la cristalloïde antérieure *b*, qui se présente également sous la forme d'une ligne onduleuse blanche. Cette même masse remplit en *c* toute la loge cristallinienne jusqu'à la cristalloïde postérieure *d*, après quoi elle se retrouve dans les couches les plus antérieures du corps hyaloïde *f*. — Nous venons de dire que toute la loge cristallinienne était remplie par la masse exsudative ; cependant on voit, vers la périphérie de celle-ci, en *g*, quelques restes du cristallin qui sont demeurés normaux. Toute cette masse exsudative est constituée par des leucocytes ou par de petites cellules rondes embryoplastiques, disséminées dans une substance amorphe.

On voit que l'iris *h* est augmenté de volume et est manifestement infiltré des mêmes éléments embryoplastiques que les masses exsudatives qui l'entourent de toutes parts sauf vers la périphérie de la chambre antérieure. Les procès ciliaires, réduits de volume et comme atrophiés, offrent des dentelures moins prononcées qu'à l'état normal. Ajoutons que toute la masse exsudative qui remplit la chambre antérieure se trouve parcourue par des vaisseaux capillaires de nouvelle formation qui sont représentés sur la figure, les uns suivant la longueur, les autres suivant la lumière, par des lignes grenues ou des cercles fortement teintés en noir.

Remarques. — Cette préparation offre deux points importants à noter, à savoir :

1° L'existence très-nette d'*espaces lymphatiques* remplis de globules blancs, dans l'épaisseur d'une cornée enflammée. Ceci semble donner raison à Th. Leber, qui considère les prétendus corpuscules de la cornée comme de véritables canaux lymphatiques, ainsi qu'à Conheim qui admet à son tour la migration par diapédèse des globules blancs du sang dans l'intérieur de ces canaux, lorsque la cornée s'enflamme.

2° La disparition par destruction inflammatoire du tissu propre du cristallin et sa substitution par une masse purulente qui s'est accumulée entre les deux cristalloïdes restées à peu près saines, bien que fortement plissées sur elles-mêmes.

Blessure de l'œil gauche par un fragment d'acier incandescent. — Phthisie progressive de cet œil avec décollement de la rétine. — Ophthalmie sympathique de l'œil droit.

(Pl. VII. fig. 1 et 2.)

OBSERVATION V. — Fosset (Arthur), trente ans, mécanicien. Entré le premier mars, salle Saint-Ferdinand *bis*, n° 6.

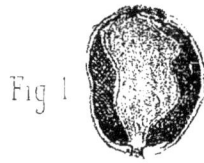

Fig 1

Fig. 2

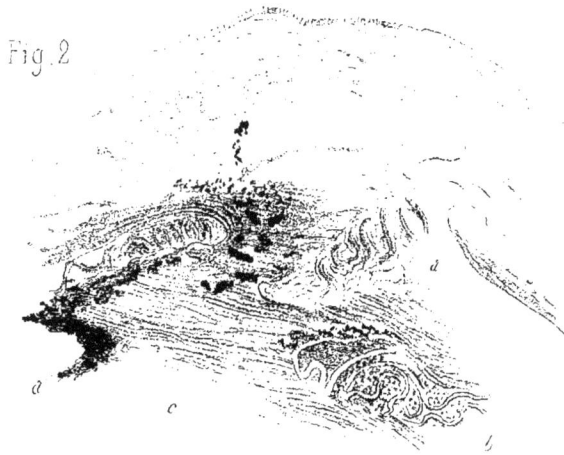

Fig. 3

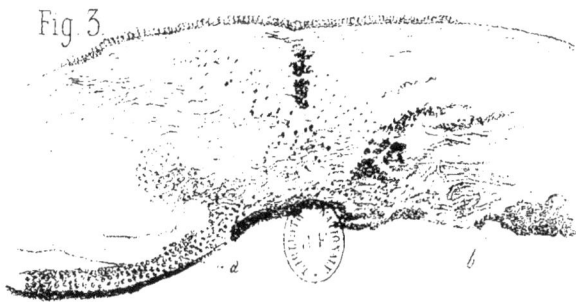

Le premier mars 1875 ce malade avait reçu dans l'œil gauche un morceau d'acier rouge. Très-peu de sang au moment de l'accident, mais la vue fut complétement abolie de ce côté. Douleurs vives qui se sont prolongées pendant une quinzaine de jours, occupant l'œil et la région périorbitaire. Œil dur, peu de suppuration, paupière supérieure très-gonflée. Entré à l'hôpital au moment de l'accident, il a été traité par des ventouses à la tempe, par l'atropine et les cataplasmes ; il est sorti au bout de trois semaines. Depuis lors, l'œil s'est atrophié peu à peu, les douleurs n'ont jamais disparu. Ensuite, des phénomènes d'ophthalmie sympathique ont éclaté à droite. Dès que le malade travaillait pendant quelque temps, sa vue se troublait. Lorsque le malade revint pour la deuxième fois, l'œil gauche était tout à fait atrophié, la cornée très-petite. Au côté externe de celle-ci, il existait une cicatrice dirigée en haut et en dehors. La cicatrice se continue sur la conjonctive en bas et en dedans jusqu'à la commissure interne, après avoir traversé la cornée. Il existe en bas, sur le globe de l'œil, des sillons antéro-postérieurs profonds. L'énucléation est pratiquée le 30 mars. Aucun accident consécutif.

La figure 1 (grandeur naturelle) fait voir l'existence d'un décollement rétinien total ; l'extrémité postérieure de la rétine adhère au nerf optique, son extrémité antérieure se trouve confondue avec les restes de l'iris et du cristallin qui, à leur tour, ont contracté des adhérences avec la face postérieure de la cornée.

La figure 2 représente une coupe grossie de la région antérieure de l'œil. On y distingue de haut en bas l'épithélium cornéal, le tissu de la cornée épaissi et infiltré de vaisseaux. Son tissu, d'aspect fibroïde, se rapproche de celui de la sclérotique. La membrane de Descemet *a a*, entièrement bouleversée, offre au milieu une solution de continuité et de chaque côté une ligne en zigzag représentant les restes détachés de cette membrane. Dans la brèche du milieu on voit des amas pig-

mentaires provenant de l'iris et qu'on suit jusque dans l'intérieur du tissu cornéen malade. De l'iris, il ne subsiste plus
que des fragments de sa couche uvéale. En *b* on voit des restes du cristallin et de la capsule. Cette dernière renferme
dans les sinuosités qu'elle décrit des globules sanguins et des
graines de pigment. Les uns et les autres sont principalement
appliqués contre la face interne de la capsule. Entre l'iris et
les restes déplacés du cristallin on aperçoit une couche fibroïde
c, qui représente l'humeur vitrée en voie de prolifération conjonctive.

Irido-kératite purulente spontanée, de cause inconnue.

(PL. VII, FIG. 3.)

OBSERVATION VI. — Lemaire (Jules), vingt-cinq ans. Entre
le 7 février, salle Saint-Honoré, n° 13 ; ophthalmie purulente
du côté droit, dont la cause ne nous est pas connue. Le malade n'a pas de blennorrhagie. Paupières très-gonflées, ché-
miosis énorme, suppuration abondante de la conjonctive ;
applications froides, cautérisations au nitrate d'argent, scarifications de la conjonctive. Le 10 février, le gonflement des
paupières a beaucoup diminué. L'œil était entr'ouvert : on
constate à la partie inférieure et interne de la cornée un abcès
de la grosseur d'un grain de blé. Le 17 février, l'abcès s'est
ouvert, il y a hernie de la membrane de Descemet ; cornée
bombée, staphylomateuse, œil petit et mou. Aucune perception lumineuse. Le malade sort de l'hôpital, puis il y revient
se plaignant de douleurs dans l'œil et demandant l'énucléation. Celle-ci est pratiquée le 20 avril ; guérison sans
complications.

Examen histologique. — Cet œil n'offre d'intérêt qu'en avant,
au niveau de la lésion cornéale. Une coupe passant par le
centre de la cornée permet de voir les détails suivants. Tout à
fait en haut les couches épithéliales de la cornée bien con-

Pl. VIII

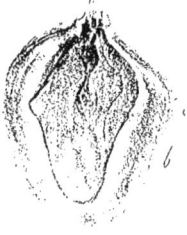

Fig 1

Fig 2

Fig 3

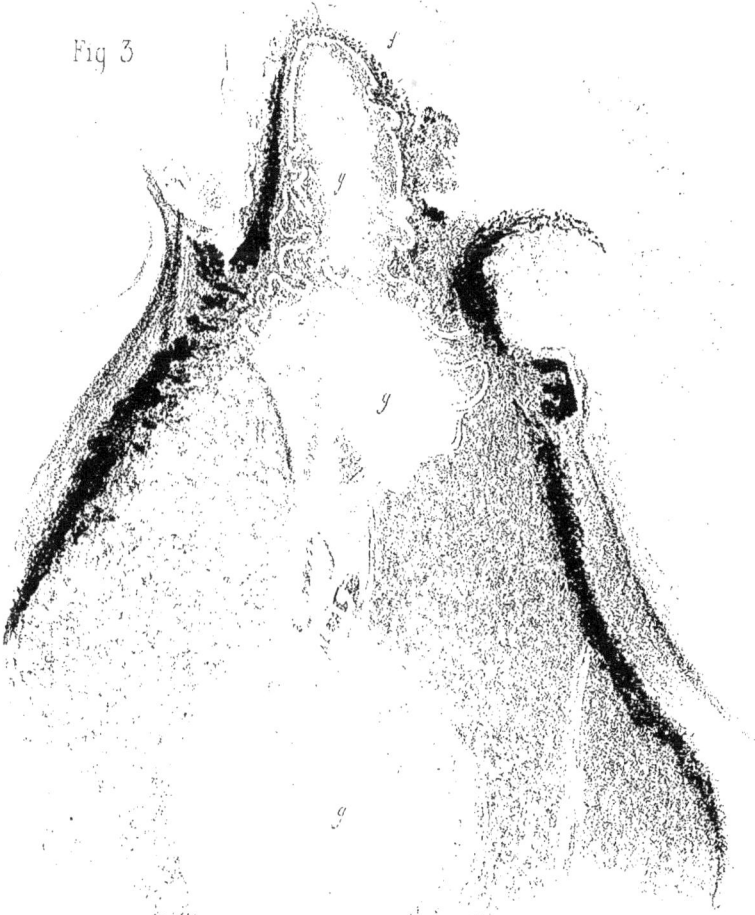

servées. Le tissu de la cornée est altéré, surtout dans ses couches profondes, où il a pris un aspect fibroïde. On y trouve disséminés çà et là des amas pigmentaires et des globules purulents disposés par groupes. En *a* l'iris se trouve tapissé par une couche de globules purulents qui se prolonge jusque dans le tissu malade de la cornée. De la membrane de Descemet, il ne reste plus que des traces qu'on voit en *b*. L'iris n'est plus représenté sur la préparation que par des restes d'uvée intimement adhérents à la face profonde de la cornée.

Choroïdo-cyclite suppurée de l'œil gauche, survenue sur un œil anciennement malade. — Ophthalmie sympathique à droite.

(PL. VIII, FIG. 1, 2, 3.)

OBSERVATION VII. — Dupont (Marie), quarante-huit ans, dentelière. Cette femme a commencé à souffrir des yeux vers l'âge de sept à huit ans; il lui est resté à la suite de cela une petite taie sur l'œil gauche, et la vue a toujours été moins bonne de ce côté. Il y a treize ans, elle a été reprise de mal des yeux au moment de sa sixième grossesse. Elle ressentit alors des douleurs de tête violentes; puis le mal se localisa sur l'œil gauche. De ce côté, elle eut, dit-elle, un abcès de la cornée. Depuis lors elle a ressenti souvent des douleurs dans l'œil gauche, avec rougeur et gonflement des paupières; douleurs durant pendant huit jours environ et amenant chaque fois une diminution de la vue. L'œil droit s'est pris pour la première fois il y a six mois, et la vue fut dès lors si compromise que la malade pouvait à peine se conduire. Il y a cinq ans, elle fut opérée par M. Sichel (probablement iridectomie) de l'œil droit, et à la suite de cette opération elle recouvra un peu de vision pendant quatre mois; mais, au bout de ce temps, l'œil droit s'enflamma de nouveau et, depuis lors, il fut sujet comme l'œil gauche à des poussées inflammatoires fréquentes. Cependant la malade conservait un

peu de vision; mais, depuis quinze mois, la vue est complètement abolie; la malade ressent toujours quelques douleurs
de tête, surtout dans la région temporale gauche. Il y a quinze
jours, les douleurs sont devenues beaucoup plus vives, au
point d'arracher des cris à la malade, et l'œil gauche a commencé à rougir et à augmenter de volume.

État actuel. — Œil droit : Cornée tout à fait opaque, présentant de nombreux vaisseaux qui s'avancent jusqu'à son
centre; opacité centrale, rougeur de la conjonctive. Œil gauche
très-volumineux, faisant saillie entre les paupières, qui sont
rouges et œdématiées; chémosis énorme. Cornée tout à fait
opaque, vasculaire, présentant derrière sa partie centrale une
masse d'un blanc laiteux qui paraît être le cristallin. L'énucléation de l'œil gauche est pratiquée le 27 janvier. Le globe
oculaire s'est montré perforé en haut et en dehors, et laissait
par là s'épancher dans l'orbite le pus dont il était rempli.

Pl. VIII, fig. 1.—Coupe antéro-postérieure de l'œil passant
par le centre de la cornée : grandeur naturelle. On voit en *a* la
cornée saillante fortement bombée en avant et comme ratatinée; *bb*, parois de la sclérotique fortement épaissie et comme
aplatie, entourée qu'elle est par du tissu cellulaire densifié
de l'orbite. La partie la plus périphérique et la plus foncée du
dessin représente ce dernier tissu. La cavité de l'œil, revenue
sur elle-même, affecte une forme irrégulièrement losangique
et se trouve remplie par une masse pultacée blanchâtre qui,
comme nous verrons, n'est autre chose que du pus. Un liséré
noir qu'on voit très-bien sur la figure, entre la sclérotique et
cette masse, représente la choroïde restée adhérente; vers la
partie antérieure de la masse purulente et tout à fait au
centre, on voit une loge en forme de sablier, à axe antéro-postérieur *c*, s'avançant jusqu'à la face postérieure de la cornée :
sur la pièce, la loge en question offrait une coloration brunâtre, ainsi que le montre le dessin.

La figure 2 représente une coupe mince de cette région, placée entre deux plaques de verre et examinée à l'œil nu. La loge en sablier précédemment décrite se montre alors comme un espace clair, c, rempli par une substance plus transparente que le reste.

Sur la figure 3, grandeur 25 diamètres, on voit parfaitement en d la cornée en apparence saine, et dont les altérations, visibles à un plus fort grossissement, consistaient en vaisseaux nombreux situés sous la membrane de Bowman, en un épaississement par places de l'épithélium, et çà et là en une prolifération des éléments figurés de la cornée.

La membrane de Descemet est partout reconnaissable, bien que fortement plissée sur elle-même en zigzag, sauf au centre de la cornée où elle est à peine visible; partout elle se décolle et adhère à une masse qui remplit la chambre antérieure et qui se confond avec le tissu altéré de l'iris. Cette masse f, examinée à un grossissement de 290 diamètres, se trouve constituée soit par des éléments embryonnaires, soit par des éléments fibro-plastiques d'abord accumulés, puis dispersés dans le tissu propre de l'iris, qui en est infiltré jusque dans sa couche uvéale.

Çà et là on rencontre encore des cellules pigmentaires étoilées appartenant à cette membrane. A gauche, la couche uvéale de l'iris se trouve conservée, tandis qu'à droite les éléments pigmentaires de celle-ci se trouvent dispersés sous la forme de grains noirs. En résumé, on retrouve ici des lésions de la cornée caractérisées par l'altération des corpuscules de cette membrane et un décollement total de sa couche élastique interne.

L'iris, encore plus altéré, surtout dans l'une de ses moitiés, se trouve transformé en un tissu embryoplastique inflammatoire avec destruction des éléments pigmentaires, tant iriens qu'uvéaux.

Le cristallin g,g,g (fig. 3) a subi un allongement notable et s'est transformé de façon à représenter une gourde. De plus, il s'est déplacé de telle sorte que son grand axe, au lieu d'être transversal, se trouve dirigé d'avant en arrière. Ce genre de déplacement s'est montré à nous sur plusieurs yeux atteints de choroïdite purulente. On voit sur cette figure la capsule cristalline allongée et décrivant un grand nombre de flexuosités, surtout en avant, vis-à-vis de la face postérieure de la cornée et sur les côtés. La substance propre du cristallin n'est plus reconnaissable, sauf çà et là où l'on retrouve encore des vestiges colorés en rose par le carmin et striés. Sur d'autres parties, la loge cristallinienne se trouve remplie par des éléments cellulaires ronds, en grande partie purulents.

La choroïde et les procès ciliaires se trouvent réduits à leur couche pigmentaire, qui est elle-même en partie désagrégée. Tout le stroma de la choroïde, ainsi que le muscle ciliaire, sont infiltrés de cellules purulentes en grand nombre. Les cellules pigmentaires du stroma choroïdien, éparpillées çà et là, sont plus petites, privées de prolongements anastomosés, et offrent des granulations probablement graisseuses en grand nombre dans leur intérieur.

Comme sur l'œil de Cnude (pl. XIII, fig. 3), on retrouve à la région ciliaire de la choroïde entre celle-ci et la sclérotique, une mince couche colorée par le carmin en lilas foncé, et qu'un fort grossissement démontre être constituée en grande partie par des fibrilles rigides, transparentes, beaucoup moins fines que ne le sont celles du tissu véritablement lymphoïde.

Nous pensons qu'il s'agit là d'un réticulum de fibrine coagulée ou de mucine.

Irido-kératite suppurative de l'œil gauche, survenue à la suite d'une opération de cataracte par kératotomie à lambeau. — Décollement partiel de la rétine et de la choroïde.

(PL. IX, FIG. 1, 2, 3.)

OBSERVATION VIII. — Legueven, soixante-huit ans, s'est aperçu d'une cataracte de l'œil gauche il y a deux ans, vers

Pl. IX.

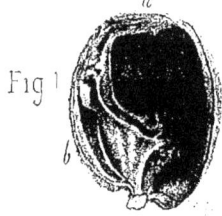

Fig 1

Fig 2

Fig 3

$\frac{25}{1}$

le 26 octobre 1875; il a été opéré en ville par un spécialiste qui suit d'ordinaire le procédé dit de Daviel, à grand lambeau supérieur. Aujourd'hui cet œil est entièrement perdu, et, à cause des souffrances qu'il provoque, la vue de l'œil droit est un peu affaiblie. L'énucléation est pratiquée par nous le 11 novembre, et une section, pratiquée d'avant en arrière, nous montre la cavité de cet œil entièrement remplie de sang. Après une macération suffisante dans la liqueur de Müller, on en fit l'étude histologique.

Pl. IX, fig. 1.—Coupe antéro-postérieure de l'œil, grandeur naturelle. On voit la rétine et la choroïde décollées sur toute la moitié gauche de l'œil *b*, tandis qu'elles continuent à être appliquées sur la moitié droite. Les membranes tiennent solidement au nerf optique en arrière et à la région ciliaire en avant.

Toute la cavité oculaire se trouve remplie par un caillot de sang qui a été représenté en noir sur la figure. La cornée *a* est aplatie et infiltrée au centre sous la forme d'un albugo grisâtre.

L'iris se trouve pareillement altéré et englobé dans une masse blanchâtre qui remplit la chambre antérieure, considérablement réduite dans ses dimensions.

Fig. 2. — Coupe de la cornée vue à un grossissement de 25 diamètres. La lésion principale consiste en une suppuration du centre de la cornée sous forme d'une perte de substance cupuliforme ayant son siége principal vers les couches antérieures de cette membrane. Toutes les parties granuleuses sont constituées par des amas de leucocytes. Les mêmes granulations leucocytiques s'étendent à l'état disséminé jusqu'à la face postérieure de la cornée, dont les corpuscules ont pris en ce point un développement considérable. Les parties périphériques de la cornée, BB, sont restées saines, sauf qu'on y rencontre un grand nombre de vaisseaux. L'épithélium cornéal est également conservé, excepté au niveau de l'abcès. La membrane de Descemet est intacte. On voit en c, immédiatement appliquée contre celle-ci, une couche granuleuse qui n'est autre chose qu'une portion de la masse purulente dont se trouvait remplie la chambre antérieure.

Fig. 3. — Elle représente un fragment de la rétine décollée vue à un grossissement de $\frac{160}{1}$.

On y voit en dd les bâtonnets et les cônes qui ont conservé leur volume normal. Cette couche de la rétine offre sur un point, juste au milieu de la préparation, un pli enfoncé qui ne correspond pas à toute l'épaisseur de la membrane. En ff, on voit l'extrémité des fibres de Müller qui sont bien conservées. Tout le reste de la préparation représente la couche des grains qui est développée et remarquablement belle.

En résumé, les couches externes de la rétine décollée n'ont subi que peu d'altérations histologiques, et l'on peut même dire que la couche des grains se trouve avoir proliféré. Seules les couches internes (membrane limitante interne, fibres optiques et cellules ganglionnaires) paraissent avoir souffert.

Remarques. — D'après les lésions ci-dessus, il est à présumer que l'opération a dû s'accompagner d'une perte de l'humeur vitrée avec épanchement sanguin consécutif *ex vacuo*, puis du décollement d'une partie de la rétine, et, ce qui est plus rare, du décollement de la choroïde elle-même.

La kératite suppurative et l'iritis *post-opératoires* ont été la conséquence de ces désordres mécaniques.

Choroïdo-rétinite chronique probablement hémorrhagique de l'œil gauche. — Décollement du corps vitré. — Foyers d'hémorrhagie sous l'épithélium de la cornée. — Accidents glaucomateux.

(PL. X, FIG. 1, 2, 3, 4, 5.)

OBSERVATION IX. — Fétique, vingt-huit ans, a perdu la vue

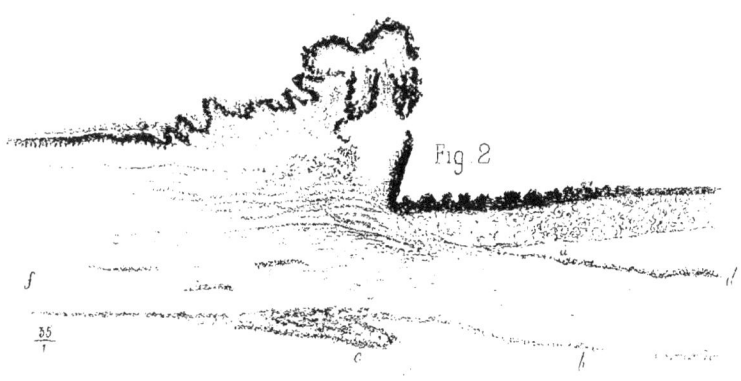

Fig 2

$\frac{35}{1}$

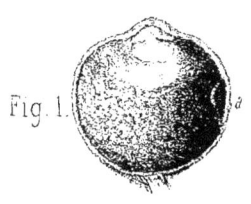

Fig. 1.

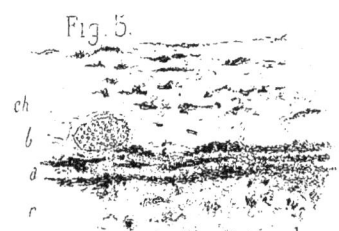

Fig. 5.

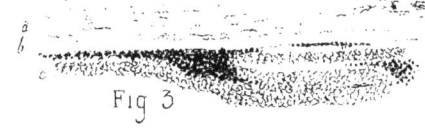

Fig 3

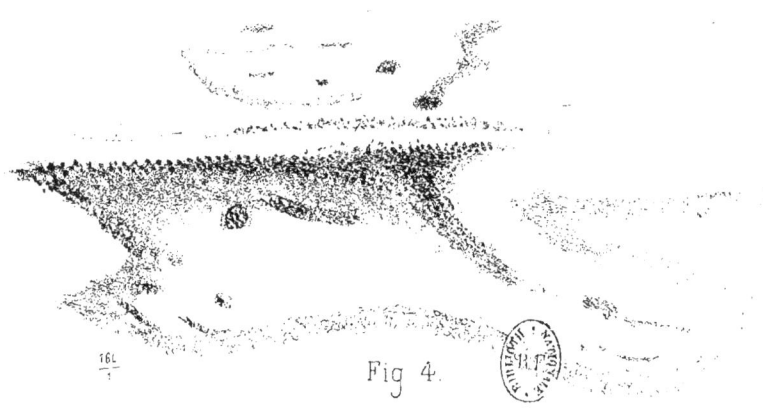

$\frac{161}{1}$

Fig 4.

Pl. X.

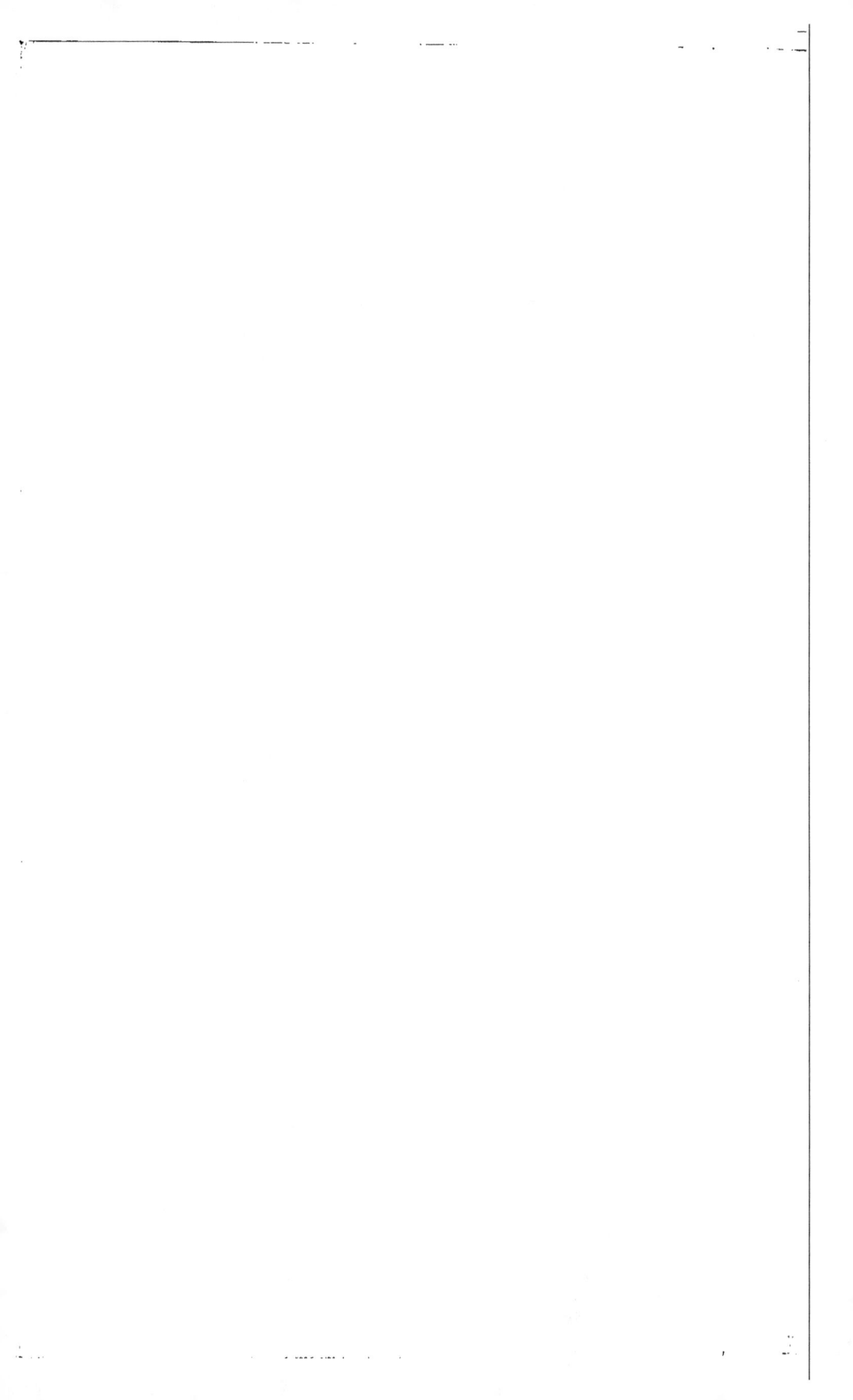

du côté gauche, depuis l'âge de treize ans, par suite d'accidents inflammatoires survenus du côté de cet œil, et sur la nature desquels il ne peut donner que des renseignements incomplets. Son médecin lui aurait dit qu'il avait une cataracte de l'œil gauche difficile à opérer. Il y a trois ans, il fut pris de douleurs dans l'œil perdu. Ces douleurs revenaient par accès et duraient huit à dix jours chaque fois. Depuis trois semaines, douleurs continuelles, intenses. Il y a quatre jours, il sembla au malade que son œil se crevait. Après quoi, les douleurs furent beaucoup moindres.

État actuel : œil mou ; cornée malade, opaque dans presque toute son étendue. L'œil est déformé. Perte complète de la vue. A environ 5 millimètres du bord supérieur externe de la cornée, on voit de petites taches noires semblables à des grains de poudre. Ces taches noires semblent être formées par la choroïde staphylomateuse. Veines ciliaires volumineuses, tortueuses. Énucléation le 9 octobre, pratiquée en vue de prévenir une ophthalmie sympathique.

Examen macroscopique (pl. X, fig. 1). — Forme normale de l'œil, diamètre antéro-postérieur = 23 millimètres ; diamètre transversal, autant. Cornée, iris, *tête* des procès ciliaires d'apparence normale. Choroïde et rétine en place, mais offrant cela d'anormal qu'elles semblent entièrement adhérer l'une à l'autre, qu'il n'y a aucun pli cadavérique sur la rétine, et qu'à travers le tissu semi-transparent de celle-ci on aperçoit un pointillé noir d'aspect tigré extrêmement confluent, comme on le voit sur la figure. Aucune adhérence anormale entre la face externe de la choroïde et la sclérotique, ainsi que cela a été indiqué au point *a* de la figure 1, où ces deux membranes ont été détachées exprès l'une de l'autre. Tout le corps vitré, décollé et comme ratatiné, se trouve ramassé vers la portion ciliaire de la choroïde et soudé à la zonule de Zinn, ainsi qu'à la face postérieure du cristallin. Ce corps se présente sous la forme d'une masse demi-transparente, opaline, qui correspond à la partie claire du dessin. Le cristallin, situé immédiatement en avant, était opacifié.

Examen histologique. — La masse blanchâtre, représentant le corps vitré transformé, se trouve constituée par des filaments ondulés extrêmement fins, demi-transparents. Çà et là des groupes d'hématies peu nombreux et quelques grosses cellules à plusieurs noyaux (cellules géantes).

La figure 2 montre en *a* une adhérence anormale de la périphérie de l'iris avec la face postérieure de la cornée. Cette adhérence paraît avoir été produite par un refoulement de l'iris en avant et une destruction réciproque de l'épithélium des surfaces irienne et cornéale qui se sont trouvées en contact. La cornée *b*, presque saine, sauf qu'elle est vascularisée à sa surface antérieure, sous la membrane de Bowman, présente entre cette membrane et l'épithélium de petits épanchements sanguins qui soulèvent la couche épithéliale, ainsi qu'on le voit nettement sur la figure 3 (*a* est le tissu de la cornée avec la membrane de Bowman, indiquée ici par un espace transparent *b; c* représente la couche épithéliale, et entre *b* et *c* se voit du sang infiltré et coloré en noir).

La même disposition (décollement de l'épithélium cornéal par hémorrhagie) se trouve représentée en *c* (fig. 2), au niveau du limbe scléro-cornéal. Ici le sang constitue un véritable soulèvement. On aurait dit un staphylôme choroïdien ou un grain de poudre placé entre la conjonctive et la sclérotique. Toutes les particularités histologiques de cette extravasation sanguine se trouvent représentées figure 4, avec un grossissement de 160 diamètres. Dans l'épaisseur de la sclérotique *s* (fig. 2), on trouve des vaisseaux sanguins abondants dont on a représenté trois, coupés obliquement. Sur la même préparation, on voit en *d* des grains pigmentaires qui tapissent la face postérieure de la cornée. Notons que la face antérieure de l'iris étant pourvue d'un pigment blond très-peu abondant,

on ne peut considérer l'iris comme la source du dépôt pigmentaire en question, qui très-vraisemblablement provenait
d'une ancienne hémorrhagie consécutive à l'opération.

La figure 5 représente une coupe de la choroïde et de la
rétine. On voit en *a* la couche pigmentaire de la choroïde *ch*,
altérée et dissociée. Les éléments pigmentaires ont émigré en
grand nombre dans la rétine : altérée et intimement adhérente
à la choroïde. La membrane nerveuse se trouve diminuée
d'épaisseur et transformée en un tissu fibrillaire comprenant
encore des restes des couches granuleuses. La choroïde,
peu altérée dans sa *lamina fusca*, qui ne présente rien d'a-
normal, sinon une prolifération des éléments pigmentaires,
semble au contraire malade au niveau de la chorio-capillaire
et de la couche élastique, c'est-à-dire au voisinage de la
rétine. On voit en *b* la couche bien nette d'un vaisseau de la
chorio-capillaire rempli de globules rouges et dilaté.

Remarques. — Cette pièce intéressante nous montre un
exemple très-net de *décollement du corps vitré* sans décollement aucun de la rétine, qui était au contraire entièrement
adhérente à la choroïde.

Comme le décollement isolé du corps vitré, bien étudié par
Iwanoff, est un accident relativement rare, comparé à la grande
fréquence du décollement rétinien, nous sommes porté à
considérer l'adhérence pathologique préexistante de la rétine
à la choroïde comme constituant, très-probablement, une *con-
dition anatomique favorable* à la producion du décollement
en question.

Une autre particularité anatomo - pathologique impor-
tante consiste dans l'*oblitération de la partie périphérique
de la chambre antérieure*. Cette oblitération, qui comporte
nécessairement celle du *canal de Fontana*, existait ici par
suite de l'*adhérence de la grande circonférence de l'iris à la
cornée*.

Or, on sait, depuis les recherches récentes de Knies, de

Pagenstecher et d'autres, quel rôle semble jouer cette espèce de synéchie périphérique de l'iris, dans la production du glaucome.

Chez notre malade il y avait eu des attaques glaucomateuses répétées; ce qui semble venir à l'appui de la théorie nouvelle d'après laquelle cette affection serait produite par *un défaut d'absorption des liquides intra-oculaires* (on sait que le canal de Fontana en est le principal agent) plutôt que par un surcroît de sécrétion dans la cavité de l'œil.

Un dernier détail intéressant est celui relatif à la production d'épanchements sanguins sous l'épithélium scléro-cornéal, qui ont pu en imposer pour de petits staphylômes érido-choroïdiens.

Les grains pigmentaires qui tapissaient l'endothélium de la cornée n'étaient, avons-nous dit, que du sang extravasé et altéré. L'on pourrait en dire autant pour une partie du pigment qui infiltrait la rétine et, s'il en était ainsi, nous pourrions peut-être ranger le cas actuel parmi les glaucomes hémorrhagiques, dont la période prodromique ou de préparation aurait été, comme toujours, fort longue.

Kérato-cyclite avec choroïdite purulente de l'œil gauche.

(PL. XI, FIG. 1, 2, 3.)

OBSERVATION X. — Thierry, trente-huit ans, manouvrier au chemin de fer du Nord, eut, il y a deux ans, une double ophthalmie qui a duré trois mois. L'œil droit fut complétement guéri; sur l'œil gauche, il restait une tache qui rendit la vue trouble de ce côté. Depuis cette époque, il eut de temps à autre, presque toutes les semaines, un accès de douleur du côté gauche, autour de l'œil.

Au moment de son entrée, le malade avait une perforation incomplète de la cornée à sa partie inférieure, avec la hernie de la membrane de Descemet, qui apparaissait sous forme d'une

Pl. XI.

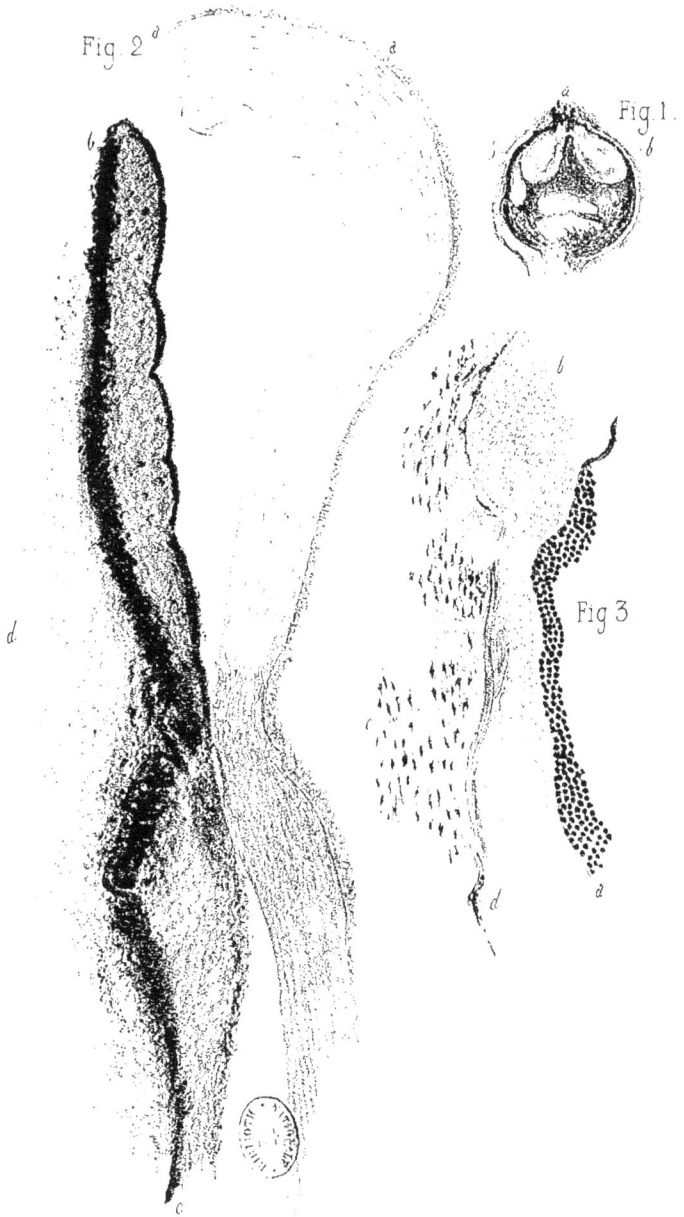

Fig 2

Fig.1.

Fig 3

auréole transparente. Douleurs péri-orbitaires intenses. Le 19
décembre, le malade subit l'opération de Sœmisch. Le
23 décembre, paupière supérieure rouge, boursouflée, soulevée par le globe de l'œil. Douleurs péri-orbitaires très-in-
tenses; conjonctive injectée; chémosis; globe de l'œil très-
volumineux, très-dur; cornée perforée dans sa moitié inférieure
avec hernie de l'iris. Énucléation du globe de l'œil le 23 décembre. Pendant l'opération, il s'échappe du pus par la cornée
qui se perfore.

La figure 1, pl. XI, montre une coupe horizontale de
l'œil gauche (grandeur naturelle) passant par le centre de la
cornée et le milieu du nerf optique. Axe antéro-postérieur,
22 millimètres; axe transversal, 22 millimètres. En A, on
voit la cornée perforée, et à travers cette perforation un cham-
pignon irrégulier, noir, formé par des débris d'iris et des
exsudats. En arrière de l'iris se trouvent deux masses blanchâtres puriformes, b b, qui sont formées par des amas de
leucocytes. Très-écartées en arrière, ces deux masses se rap-
prochent en avant, où elles se confondent entre elles et avec
la face postérieure de l'iris. A la partie interne et postérieure
de la cavité hyaloïdienne, on aperçoit trois autres masses
blanchâtres identiques aux précédentes. La partie intermédiaire est remplie par le corps vitré en voie de prolifération
inflammatoire. Par contre, vers la périphérie et en arrière des
masses exsudatives, on trouve ce même corps vitré infiltré çà
et là par des grains pigmentaires.

Fig. 2. — Object. 1, représente une coupe passant par la
cornée, au niveau de la perforation. On y voit la cornée A saine
dans presque toute son étendue, sauf au voisinage de la perforation, où cette membrane est infiltrée de leucocytes (a).

L'iris b offre un épaississement de son tissu qui est infiltré
d'éléments embryonnaires et pigmentaires. Le stratum uvéal,
ainsi que la couche pigmentaire antérieure de cette membrane, se trouvent bouleversés par places. Le même boulever-

sement de pigment, plus prononcé encore, se remarque au niveau des procès ciliaires *c*. L'humeur vitrée *d* est en prolifération et se trouve littéralement remplie de leucocytes et de grains pigmentaires détachés de l'iris et des procès ciliaires.

Fig. 3. — Coupe destinée à montrer les altérations intimes du tissu de la choroïde. Cette coupe est très-curieuse en ce sens que les éléments embryonnaires et purulents ont décollé en masse la lame vitrée et l'épithélium choroïdien *a*, qui ont conservé leur aspect normal. L'accumulation purulente en question se trouve plus accentuée sur certains points que sur d'autres, en *b*. La *lamina fusca*, *c*, bien qu'infiltrée çà et là par les mêmes éléments embryoplastiques et purulents, a conservé en grande partie sa texture normale. En *d*, point de séparation de cette couche et de la chorio-capillaire, on voit une prolifération du tissu conjonctif de la choroïde.

Remarques. — Cette pièce démontre (fig. 3) un fait important, à savoir que, dans la choroïdite purulente aiguë, l'accumulation principale du pus dans la choroïde se fait dans *la partie la plus interne de la chorio-capillaire*, immédiatement au-dessous de la membrane élastique, qui *peut se trouver soulevée en masse*, ainsi que *l'épithélium exagonal noir* dont elle est tapissée. On sait que, dans les choroïdites atrophiques, à marche essentiellement chronique, les choses se passent tout autrement. Ici le pigment noir de la choroïde se détruit par places, pendant qu'il s'accumule sur d'autres points, et qu'il migre au loin dans l'épaisseur de la rétine.

Hyaloïdo-cyclite de l'œil droit causée par un abaissement du cristallin.

(Pl. XII, fig. 1, 2.)

OBSERVATION XI. — Fourré, soixante-douze ans. L'œil droit a été opéré en ville, par abaissement, il y a un an. — Le début

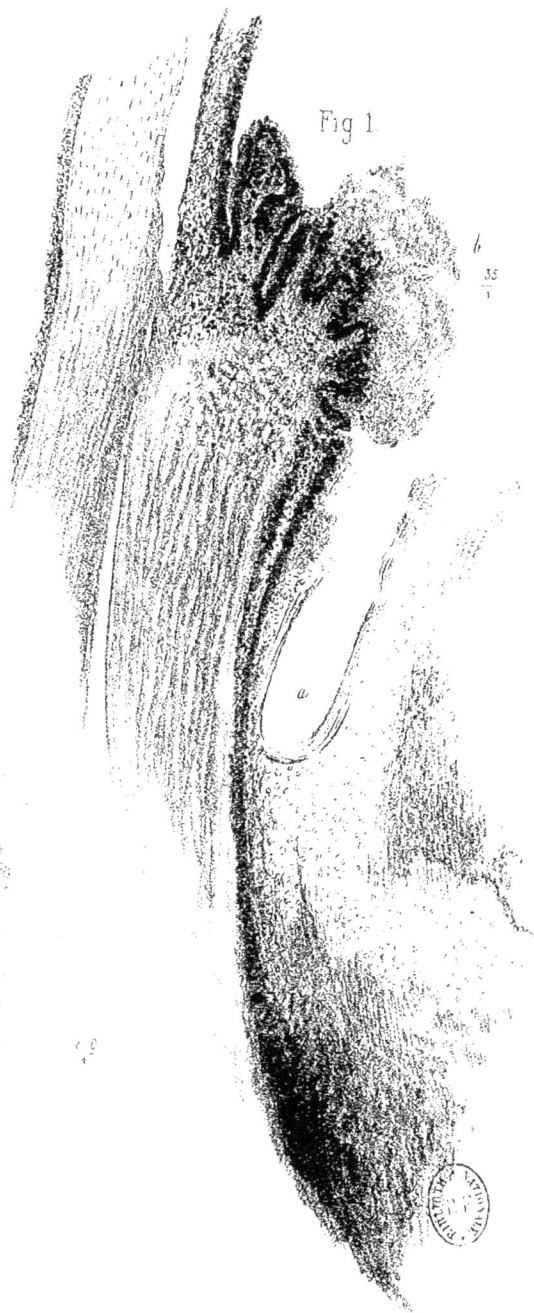

Pl. XII.

Fig 1.

Fig 2.

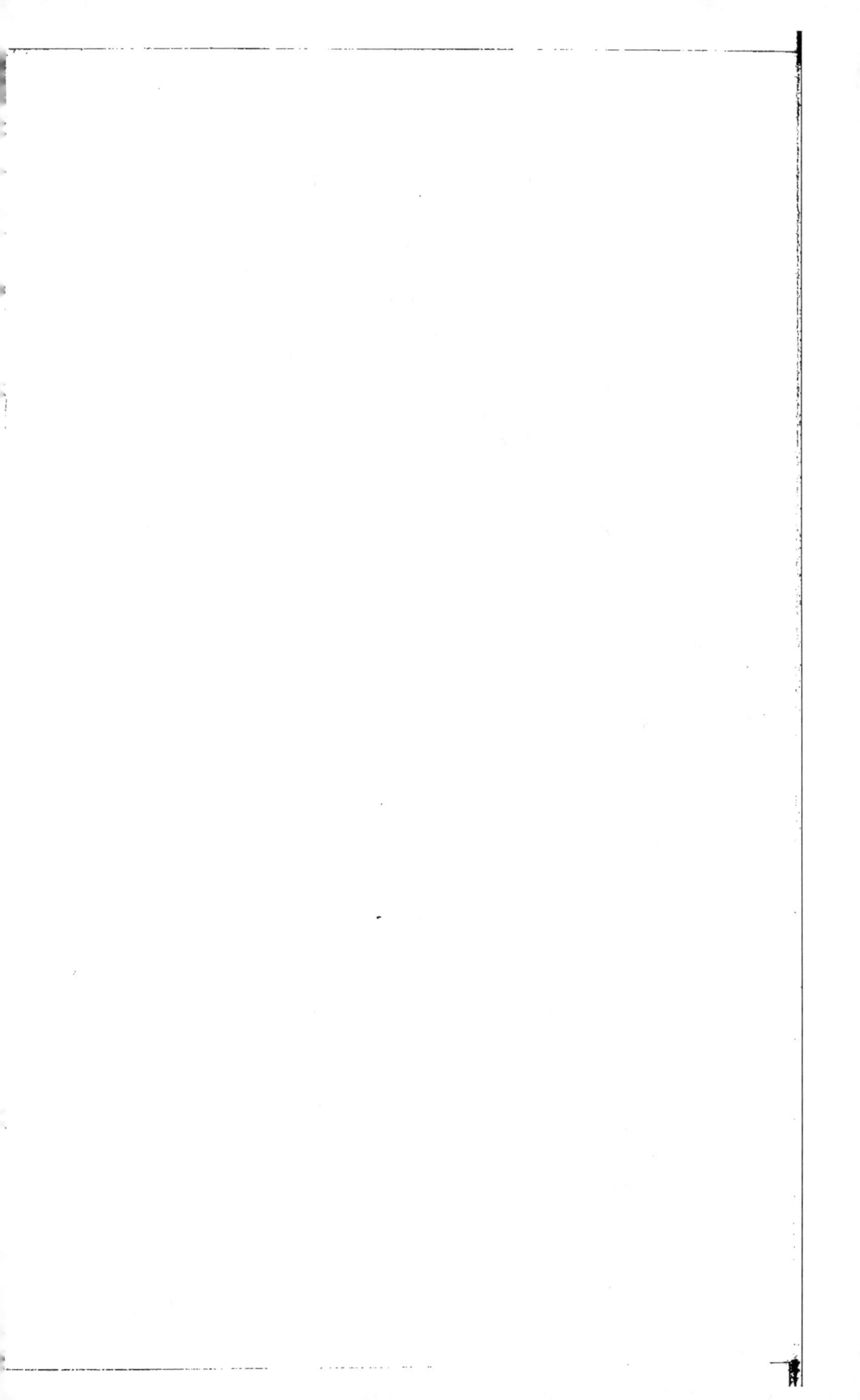

de la cataracte de l'*œil gauche*, pour laquelle il se présente, remonte à la même époque. Le volume et la consistance de cet œil sont normaux. Le malade peut distinguer encore les doigts et se conduire quelque peu. La dilatation de la pupille par l'atropine prouve qu'il n'y a pas de synéchies. Cette cataracte est centrale et dure, mais encore incomplète. L'opération de l'extraction, avec iridectomie supérieure, pratiquée par nous le 21 octobre 1875, fut suivie d'un plein succès.

Comme l'œil droit continuait à être le siége d'une rougeur intense avec douleurs circumorbitaires, que la vue était complétement perdue depuis plusieurs mois par suite du travail phlegmasique qui s'en était emparé, on se décida à pratiquer l'énucléation, dans l'intérêt de l'œil gauche heureusement opéré, ce qui fut fait le 18 novembre 1875. Les suites de cette énucléation furent simples. L'œil gauche n'a point souffert, et le 2 décembre le malade quittait l'hôpital, pouvant se conduire et lisant couramment le n° 6 de l'échelle Giraud-Teulon à l'aide de verres convexes 2 3/4. Le fond de l'œil, examiné à l'ophthalmoscope, s'est montré parfaitement normal.

L'œil droit, énucléé, ayant été sectionné en deux parties, on nota les lésions suivantes :

Rétine et choroïde en apparence saines ; pigmentation normale plus accentuée à la région de la *macula*, ainsi que c'est la règle.

Corps hyaloïde entièrement décollé, ratatiné, opalescent, fixé en avant contre les procès ciliaires et le cristallin-récliné, dont il est impossible de le séparer sans déchirure. Vers la partie inféro-externe de cette masse hyaloïdienne, on voit le noyau dur ambré du cristallin couché horizontalement tout contre les procès ciliaires correspondants. C'est sans doute au contact de ce corps étranger qu'était due l'irido-cyclite avec hyaloïdite, qui avait fini par détruire l'œil et abolir sa perception visuelle, six mois après l'abaissement.

Ajoutons que l'espace vide compris entre la choroïde et les

restes ratatinés du corps hyaloïde, porté en avant, était rempli par une sérosité citrine légèrement verdâtre.

Examen microscopique. — Cet œil fut examiné au microscope, après deux mois de macération dans le liquide de Müller. Le microscope démontre que toutes les lésions se trouvent concentrées au niveau de la zone ciliaire. La figure 1, pl. XII, représente une coupe antéro-postérieure passant par la région ciliaire, à l'endroit occupé par le cristallin récliné (diam. $\frac{35}{1}$.) On voit en *a* la loge qu'occupait le cristallin récliné. Cette loge était formée par le corps hyaloïde en voie de prolifération conjonctive. On y distingue en effet des éléments embryoplastiques, des cellules fusiformes, des fibrilles conjonctives, peut-être aussi des cellules purulentes, le tout dans une gangue fibrineuse amorphe.

La figure 2 est destinée à représenter tous ces éléments histologiques, vus à un grossissement d'environ $\frac{200}{1}$.

Dans la figure 1, on voit la cornée, la sclérotique et le muscle ciliaire à leur état normal; seuls, les procès ciliaires étaient altérés et adhéraient intimement à la masse hyaloïdienne précédemment décrite, ainsi qu'on peut le voir en *b*. A ce niveau, la substance hyaloïdienne, outre les éléments cellulaires déjà décrits, offrait des vaisseaux de nouvelle formation. La couche pigmentaire des procès ciliaires avait subi une sorte de dissociation, mais sans qu'on pût trouver des grains pigmentaires libres dans la masse hyaloïdienne périphérique du côté de l'iris et de la face postérieure de la cornée.

Remarques. — Cette observation prouve, parmi beaucoup d'autres du même genre, le danger que fait courir à l'œil l'abaissement d'une cataracte sénile, alors même que l'opération paraît avoir été couronnée de succès dans les premiers temps. C'est donc à juste titre que ce mode opératoire a été généralement abandonné. Dans le cas particulier le processus

morbide qui a conduit l'œil à sa perte a été une *cyclite sourde*
avec *hyaloïdite*, ayant entraîné après elles le décollement du
corps vitré et sa transformation en tissu conjonctif. Le cristallin
récliné a donc agi ici comme un véritable corps étranger,
dont l'action malfaisante n'aurait pas tardé à se faire sentir
sur l'autre œil, par voie sympathique, si nous n'étions pas
intervenu à temps, en pratiquant l'énucléation [de l'organe
malade.

*Irido-choroïdite purulente par blessure de l'œil, avec présence
d'un éclat de métal dans l'humeur vitrée.*

(Pl. XIII, fig. 1, 2, 3.)

OBSERVATION XII. — Cnude (Alexis), trente-quatre ans,
chaudronnier, entre pour la seconde fois, le 23 février 1876,
salle Saint-Ferdinand *bis*, n° 10.

Cet homme a reçu dans l'œil gauche un éclat de fer,
le 15 novembre 1875. Immédiatement, écoulement de sang
abondant, rougeur de l'œil, douleur très-violente et perte de
la vue. Le morceau de fer aurait été retiré un quart d'heure
après l'accident. Lors de la première entrée dans nos salles,
le 22 novembre 1875, le malade se plaignait beaucoup de douleurs péri-orbitaires. On constata une petite plaie linéaire de
4 millimètres siégeant dans le diamètre transversal de l'œil,
vers le bord externe de la cornée, qui est intéressée dans l'étendue d'un millimètre environ. La ligne de la plaie est noirâtre; coloration qui est due à un enclavement de l'iris et
peut-être de la choroïde. Il y avait une injection périkératique vive. La cornée et l'humeur aqueuse restaient transparentes; bord pupillaire attiré dans la plaie; pupille allongée,
ovalaire dans le sens transversal; champ de la pupille occupé
du côté externe par une masse gris bleuâtre, située profondément derrière l'iris, et qui, à l'examen ophthalmoscopique,
tranchait sur le fond rouge de l'œil. En regardant très-obli-

quement, on voyait que cette production était indépendante du cristallin, et qu'elle devait être rattachée à la portion ciliaire de la choroïde. L'examen détaillé du fond de l'œil était impossible; l'acuité visuelle affaiblie : le malade distinguait à peine la flamme de la lampe. Les douleurs péri-orbitaires et l'injection périkératique se continuant, on se décida le 26 novembre à pratiquer l'iridectomie, à l'endroit même où existait l'enclavement irien. Cette opération fit cesser les douleurs et en partie l'injection périkératique.

Le 20 décembre, le malade, très-amélioré, quitte l'hôpital dans l'état suivant : pupille oblongue transversalement, champ pupillaire transparent, persistance de la masse blanchâtre indiquée du côté temporal de l'œil. Impossibilité d'éclairer complétement le fond de l'œil, dont les détails échappent. Malgré cela, le malade peut distinguer de cet œil la tête d'une épingle et lire le n° 40 de l'échelle à un pied. L'œil n'est plus rouge, les douleurs ont complétement cessé ; toutefois cet œil paraît plus mou que l'autre, et cette diminution de la tension oculaire laisse des doutes sur le sort ultérieur de l'organe.

Effectivement, le 23 février 1876, le malade rentrait, après une période de calme parfait, avec des accidents nouveaux survenus brusquement dans la nuit du 18 février, vers trois heures du matin. Tout à coup il fut pris de douleurs violentes dans l'œil, qui devint rouge. Quelques heures plus tard, le 19 février, il vint consulter à l'hôpital, et l'on trouva la conjonctive très-injectée, du chémosis et un dépôt d'un blanc laiteux dans le champ pupillaire. Quatre jours plus tard, le malade fut admis dans la salle des yeux, et l'on trouva l'œil dans l'état suivant :

Conjonctive très-rouge. Chémosis énorme dans toute la moitié inférieure de la conjonctive bulbaire; iris terne, décoloré ; dépôt blanc verdâtre, occupant tout le champ pupillaire; cornée opalescente dans l'étendue de 2 à 3 millimètres, du côté externe. Douleurs très-violentes à la région frontale,

Pl. XIII.

Fig. 1

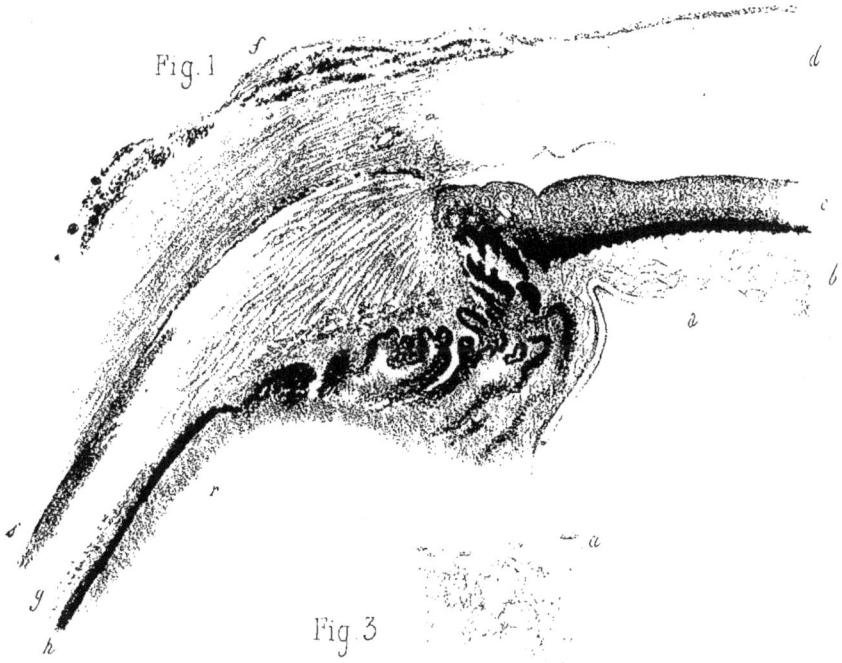

Fig 3

$\frac{290}{1}$

Fig. 2

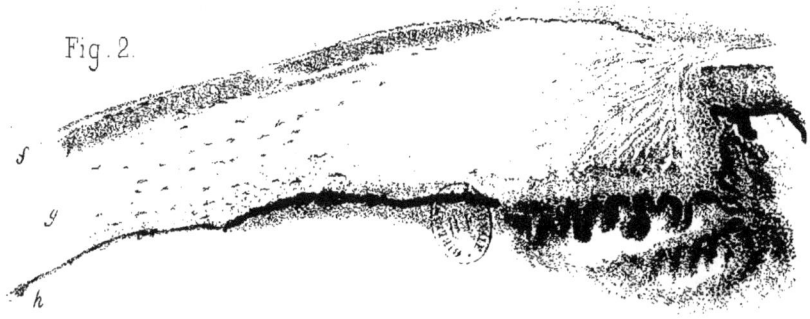

insomnie, On pratique l'énucléation de cet œil le 24 février, Aucun accident consécutif; le malade sort guéri, ayant l'autre œil en parfait état,

Examen de l'œil après deux mois de macération dans la liqueur de Müller, L'œil diminué de volume, coupé par le milieu, se montre rempli d'une masse blanchâtre qui, évidemment, n'est autre chose que du pus, Tout le corps vitré, tout l'espace compris entre l'iris et la cristalloïde antérieure, ainsi que le champ pupillaire, en sont remplis. Seule la chambre antérieure conserve son état normal, si ce n'est que la face antérieure de l'iris en est tapissée par une couche très-mince que le microscope seul permet de découvrir. Au milieu de la masse purulente du vitreum, et près de la face postérieure de l'iris, on retrouve un éclat de métal, pointu, offrant 3 millimètres de longueur, sur 2 de largeur et 1 1/2 d'épaisseur.

Étude histologique. — Toute la masse blanchâtre dans laquelle s'est transformé le corps vitré se trouve essentiellement constituée par des globules purulents, arrondis et grenus. A peine si on trouve çà et là quelques fibrilles sous forme de réticulum extrêmement fin.

Le cristallin, déplacé, se trouve au centre de cette masse; il ne reste plus que des fragments difformes de la substance propre de celui-ci, et tout le reste de la loge cristallinienne se trouve envahi par des globules de pus. Seule, la cristalloïde (pl. XIII, fig. 1, *a*), demeure intacte, ainsi que l'épithélium de sa face interne, qui se présente sous la forme d'un liséré constitué par une simple rangée de cellules. Au-devant de cette cristalloïde, entre celle-ci et la face postérieure de l'iris, on voit en *b* la masse blanchâtre qui obstruait la pupille. Cette masse est constituée par un réticulum très-accentué, à mailles suffisamment épaisses, et rempli des mêmes éléments purulents et embryoplastiques que le reste de l'œil.

L'iris *c* et la cornée *d* se montrent sains, ou à peu près, Les procès ciliaires et le muscle ciliaire, bien que conservés de forme, se trouvent infiltrés de cellules purulentes, mais les grosses altérations commencent seulement vers la partie postérieure de la région ciliaire, pour envahir de là toute la choroïde. Sur la fig. 1, en *f*, on voit la conjonctive soulevée, et l'épisclère infiltrée de foyers sanguins, parcourue par des vaisseaux.

La choroïde dans toute son épaisseur se trouve infiltrée de pus. L'infiltration en question siége principalement en *g* (fig. 1 et 2), qui est la région de la chorio-capillaire, tandis qu'elle va en diminuant à mesure qu'on avance vers la *lamina fusca*, dont les cellules pigmentaires anastomosées se trouvent parfaitement conservées. La lame élastique de la choroïde et le pigment épithélial se trouvent très-bien conservés sur toutes les préparations, *h* (fig. 1 et 2). La rétine *r* (fig. 1) est au contraire altérée, infiltrée de pus, et l'on en distingue seulement des traces, grâce à la disposition fibrillaire régulière des anciennes fibres de Müller.

Une lésion remarquable existe en *s* (fig. 1 et 2). On y distingue une couche à part, qui touche à la face interne de la sclérotique, se prolonge en avant, dans la région du muscle ciliaire, et occupe les couches les plus externes de la *lamina fusca*. Des cellules pigmentaires étoilées, propres à cette membrane, en forment les limites externe et interne. Sous le microscope cette couche se distingue du reste de la choroïde par une coloration d'un rose *lilas* foncé. (Pour colorer les préparations, on s'était servi dans ce cas d'une solution ammoniacale de carmin.) La texture de cette couche interstitielle se trouve représentée fig. 3, vue à un grossissement de 290 diamètres. Son tissu consiste essentiellement en un réseau de fibrilles ténues, transparentes et à mailles très-fines. On ne saurait mieux comparer ce réseau qu'à un réticulum lymphoïde, entrelacé dans tous les sens et offrant, au point d'entre-croisement des fibrilles, des renflements, espèces de noyaux en miniature. Ce tissu lymphoïde sous-choroïdien a été déjà signalé par Bolling Pope, dans un cas dont il donne la description.

Serait-ce par hasard là un véritable *réticulum lymphoïde*, développé sous l'influence de l'irritation dans l'espace supra-choroïdien de Schwalbe, considéré par cet auteur comme l'un des espaces lymphatiques de l'œil ; ou bien s'agirait-il plutôt d'un simple *réseau fibrineux* ou *de mucine*? C'est ce que nous ne saurions affirmer avec certitude, bien que nous soyons enclins à adopter dé préférence cette dernière interprétation. Toujours est-il que ce réticulum méritait une mention spéciale.

V. — SARCOMES CHOROÏDIENS MÉLANIQUES

(Pl. XIV, fig. 1, 2, 3 et 4, et Pl. XV, fig. 1, 2 et 3)

Nous en donnons ici deux observations.

Observation XIII. — Méchelin (Jean-Baptiste), quarante ans, boulanger, entre le 24 février 1876, salle Saint-Ferdinand *bis*, n° 9.

Le 15 avril 1874 ce malade a ressenti de violentes douleurs dans l'œil droit; ces douleurs ont débuté brusquement et se sont accompagnées d'une injection considérable du globe de l'œil. Huit jours après le début des accidents, le malade a été iridectomisé une première fois par M. Galezowski, puis une deuxième fois, au bout de quatre semaines, par nous. Sa vue, qui était déjà abolie avant les deux iridectomies, n'a pas réparu ; mais les douleurs se sont calmées, depuis lors jusqu'à ces derniers jours, où le malade a recommencé à souffrir de l'œil droit. Cependant de temps en temps l'œil devenait rouge. Aujourd'hui la cornée est complétement opaque; il existe un développement énorme des vaisseaux conjonctivaux, qui sont gonflés et comme variqueux. A la partie supérieure de la cornée, sur la ligne médiane, il existe une sorte de bourgeon charnu, d'un rouge noirâtre, qui empiète un peu sur la circonférence de la cornée. Le malade accuse des douleurs dans la région frontale du côté droit ; l'œil gauche n'est pas douloureux. L'énucléation est pratiquée le 24 février. On voit, pendant l'opération, du tissu sarcomateux noirâtre, qui semble avoir perforé la sclérotique (les coupes ont montré que la sclérotique n'était pas perforée), envahir déjà une partie du tissu conjonctif de l'orbite. Ce tissu conjonctif dégénéré est enlevé jusqu'aux limites du tissu malade. Le lendemain, état très-bon ; les jours suivants, cicatrisation rapide.

Revu le 17 juin : cicatrisation complète, le moignon est par-

Pl. XIV.

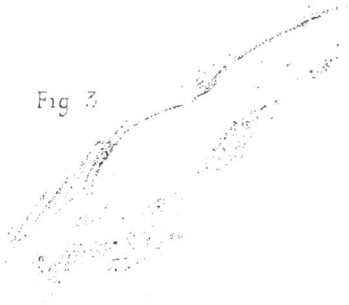

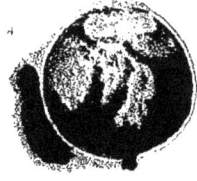

Fig. 3

Fig. 1.

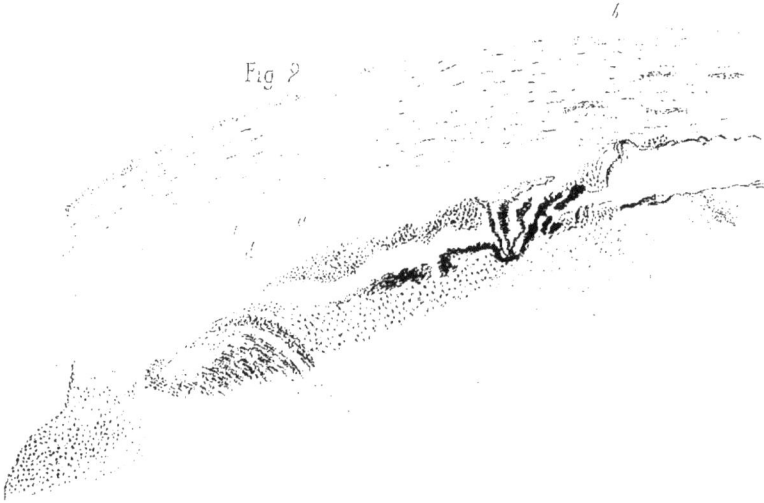

Fig. 2

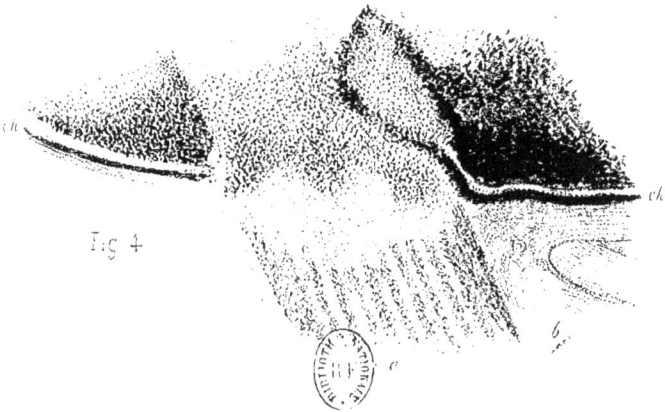

Fig. 4

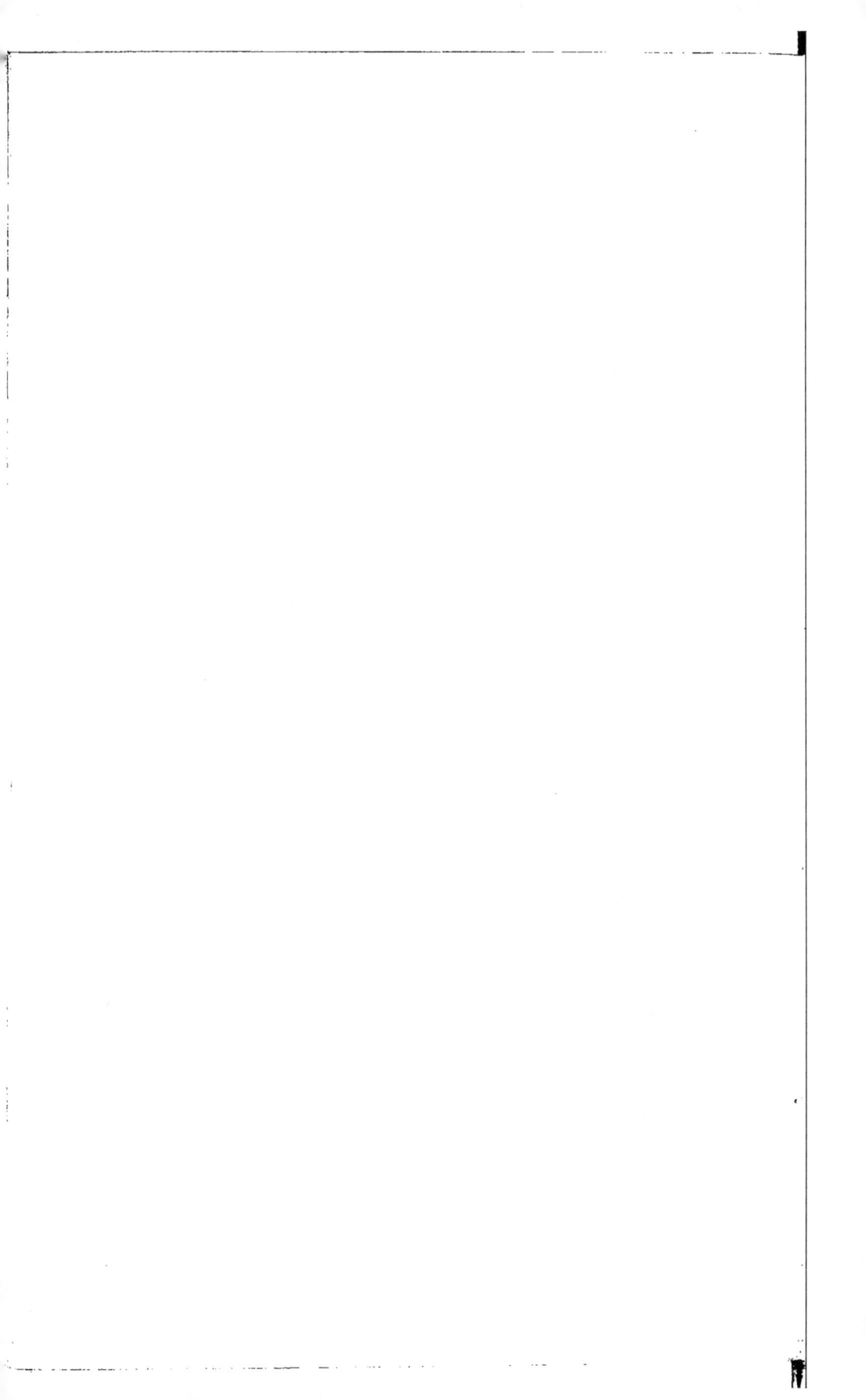

faitement mobile. Pas de production nouvelle. Il en était de même un an après.

Examen macroscopique. — Pl. XIV, fig. 1. — Coupe antéro-postérieure de l'œil, grandeur naturelle, passant par le milieu de la cornée et le centre du nerf optique. On voit sur cette figure la masse sarcomateuse remplir la cavité du globe. Une partie de cette masse était d'un noir foncé, tandis que sur d'autres points le néoplasme avait une coloration grisâtre. On ne distingue plus aucune trace de l'organisation normale de la choroïde, ni des milieux. A la partie postérieure, on voit que la coupe du nerf optique paraît noire, ce qui est dû à une infiltration de son tissu par le mélanome. En *a*, on voit une tumeur mélanique superposée à la sclérotique, sans qu'on ait pu trouver de continuité entre celle-ci et la masse qui remplissait la coque oculaire.

Au point de vue *microscopique*, deux parties de la préparation offraient un réel intérêt : le voisinage de la cornée (fig. 2) et l'entrée du nerf optique (fig. 4). La figure 2 représente une coupe de la cornée et de la masse mélanique qui remplit la chambre antérieure. On y constate en *a* un soulèvement de la membrane de Descemet, et en *d* une véritable rupture ; une partie de celle-ci étant restée en place, tandis que l'autre a été attirée en arrière par le néoplasme. Les détails histologiques de ce décollement sont parfaitement indiqués sur la figure 3. On y voit des mailles de tissu transparent, qui ne sont autre chose que des replis de la membrane de Descemet, contenant des portions de la masse sarcomateuse qui en a déterminé le décollement. Le tissu propre de la cornée est lui-même sain partout, sauf qu'il possède des vaisseaux de nouvelle formation dans son épaisseur, ainsi qu'on le voit sur la figure 2, en *b*.

La figure 4 indique l'infiltration de l'entrée du nerf optique et la continuité du néoplasme retinien avec celui du nerf, à travers la lame criblée, qui semble elle-même infiltrée d'un semis sarcomateux. Sur cette même figure 4, on voit que la partie de la choroïde *ch ch* qui entoure le nerf optique a conservé son aspect normal, preuve que la masse néoplasique qui remplissait l'œil a dû prendre naissance vers les régions équatoriales de la choroïde.

OBSERVATION XIV. — Madame Roche, quarante-huit ans, a eu un garçon à vingt-cinq ans. Pas de maladie antérieure. Toujours mauvaises dents et névralgies dentaires violentes qui l'obligèrent de s'en faire arracher plusieurs. Actuellement elle ne porte que 9 dents en bas et 8 en haut, toutes plus ou moins gâtées. Dans les deux premières années, plus de névralgies dentaires. Depuis cinq ans la malade est sujette à des pertes ménorrhéiques extrêmement abondantes qui viennent quelquefois deux fois par mois, d'où anémie profonde.

En septembre 1873, le docteur Gagnon, de Clermont-Ferrand, qui a eu la bonté de nous adresser cette malade, se serait aperçu d'une cataracte de l'œil droit. Elle n'a commencé à s'apercevoir d'un brouillard qu'en janvier 1874. Progrès de l'obscurcissement progressif jusqu'en mai 1875. D'ailleurs nulle souffrance; la lecture était encore possible. Mais à partir de ce moment, les progrès de la cataracte ont été très-rapides et, à la fin de juin, la vision était complétement perdue.

Cette perte de la vision se faisait dans un sens déterminé, c'est-à-dire de haut en bas; de sorte que la malade, en dernier lieu, ne pouvait distinguer que ce qui se trouvait du côté de ses pieds et qu'elle renversait fortement la tête en haut pour voir devant elle. L'œil se rapetissait en même temps, d'après son dire. Pas de douleur, ni rougeur, ni larmoiement. Cet état a continué jusqu'au 9 septembre 1875 ; alors elle fut prise brusquement dans la nuit de douleurs vives au front, qui disparurent le lendemain, 10 septembre. Mais, dans la nuit du 10 au 11, les douleurs sont revenues, atroces, accompagnées de nausées et de vomissements, et durèrent de 24 à 48 heures. L'œil est devenu

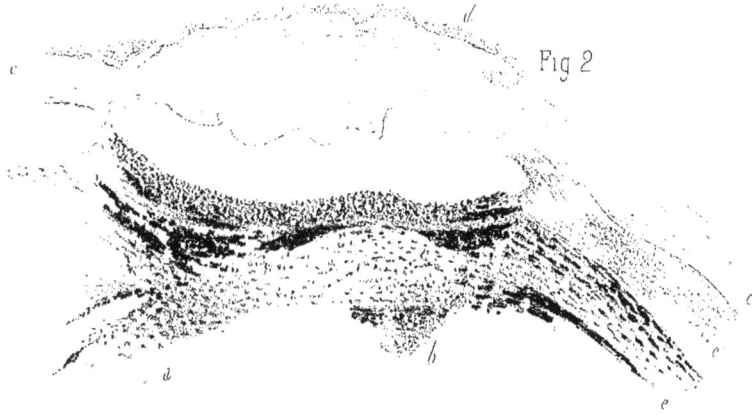

Fig 2

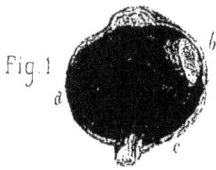

Fig. 1

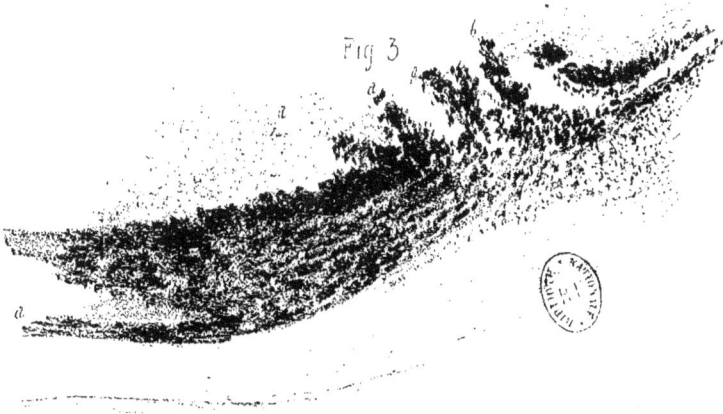

Fig 3

rouge, gros, et les paupières œdématiées le recouvrirent complétement. — Prescription : Pommade belladonée, 7 sangsues, vésicatoires, le tout sans succès. De ce moment date la perte de l'œil.

État actuel. — Cet œil est plus petit ; la cornée reste transparente, mais elle est plus bombée et plus petite. Derrière apparaît l'iris avec une couleur rouillée différente de celle de l'autre œil. Tout vestige de pupille a disparu et à sa place on voit une espèce de fausse membrane grisâtre. La consistance de cet œil est augmentée, toute perception lumineuse a disparu. L'œil continue à être toujours le siège de petites douleurs continues et d'attaques névralgiques qui se répercutent sur l'œil gauche.

Œil gauche. — Commencement de cataracte centrale peu saturée, formée de trois rayons, dont le début remonterait à 1874, par conséquent au même moment que l'autre. Toutes les parties visibles de cet œil sont saines, l'examen ophthalmoscopique ne fait découvrir aucune lésion ; malgré cela, la malade y éprouve de temps en temps des attaques névralgiques qui semblent avoir un siège péri-orbitaire et se rattacher aux névralgies faciales, auxquelles la malade était sujette auparavant.

Enucléation de l'*œil droit* le 7 décembre 1875. L'œil extrait est très-dur, comme un corps entièrement solide. Du côté externe, on aperçoit une bosselure d'un bleu noirâtre, la sclérotique est très-amincie en cet endroit et sur le point de se perforer. Il s'agit évidemment là d'une production sarcomateuse prête à passer de l'œil dans le tissu orbitaire.

Macération dans le liquide de Müller pendant six semaines.

La figure 1, pl. XV, présente l'hémisphère supérieur de l'*œil droit* qui a été divisé par une coupe horizontale passant par le milieu de la cornée et du nerf optique.

A. Côté interne de l'œil. La sclérotique y est amincie et

adhère intimement à la tumeur. C'est de la partie correspondante de la choroïde que celle-ci semble avoir pris naissance.

B. Côté externe de l'œil. La sclérotique conserve son épaisseur et offre deux légères bosselures : une antérieure B, dans la concavité de laquelle se trouve logé le cristallin luxé ; l'autre postérieure C, qui était remplie par la masse sarcomateuse, non adhérente à la choroïde en ce point. Aux deux extrémités du diamètre antéro-postérieur, aussi bien du côté de la face postérieure de l'iris qu'au niveau de la papille du nerf optique la masse mélanique se trouve adhérer fortement. De la rétine il ne reste aucune trace appréciable.

Examen histologique. — La figure 2 montre une coupe passant par la partie périphérique de la chambre antérieure, à la jonction de la cornée avec la sclérotique. On y voit : en C, la sclérotique qui est saine ; en D, la cornée plissée, avec son épithélium normal et la membrane [de Bowman saine. La membrane de Descemet également intacte, bien que fortement plissée.

Dans les couches antérieures de la cornée on voit les corpuscules propres étagés comme à l'état normal, tandis que dans les couches profondes, à cause du fort contournement, ces corpuscules se trouvent confondus dans les plis du tissu.

E, choroïde ; E', corps ciliaire infiltré de nombreux globules sanguins, rouges, ratatinés par le liquide de Müller.

En A et en B, on voit des fragments de la masse mélanique intra-oculaire se continuant sans ligne de démarcation avec l'iris, et les procès ciliaires qui forment un magma dans lequel on ne peut plus distinguer la disposition normale des parties.

La figure 3 présente une coupe passant par la sclérotique, la choroïde, la tumeur mélanique et l'extrémité cornéale de la préparation A.

Cette coupe a été faite dans la partie A de la figure 1.

Elle montre en A la choroïde qui a conservé son épais-

seur normale, mais qui est très-infiltrée de pigment. Si
on regarde la figure plus vers la droite, on voit la choroïde
diminuer d'épaisseur et changer d'aspect. Elle émet des prolongements sarcomateux (*a a a*). A ce niveau, la sclérotique
perd son aspect fibrillaire régulier, ses fibres sont plus con-
tournées et déjà infiltrées de pigment.

La malade fut revue un an après, et il n'y avait eu aucune
récidive.

Remarques. — Les deux observations de mélano-sarcome
de l'œil, qui précèdent, confirment plusieurs points acquis dans
la science au sujet de cette redoutable affection. On sait que
le sarcome de l'œil s'observe chez les individus adultes, tandis
que le gliome de la rétine est l'apanage de l'enfance. Méchelin
était âgé de quarante ans, et Mme Roche en avait quarante-
huit.

La marche du sarcome est également plus lente que celle
du gliome : en effet, les premiers symptômes ressentis par
Méchelin remontaient à près de *deux* ans, et ceux accusés par
Mme Roche, en y comprenant la cataracte et l'obscurcissement progressif de la vue, à *deux* ans aussi.

Au point de vue des symptômes, on peut dire, en se fondant
sur la presque généralité des cas connus, et ils sont nombreux,
que les douleurs ciliaires violentes à forme névralgique et le
glaucome sont le cortége habituel du sarcome choroïdien
arrivé à sa période de croissance, alors que la masse néoplasique reste encore enfermée dans la coque oculaire. Chez nos
deux malades, ce symptôme n'a point fait défaut. Pour ce
qui est du glaucome en particulier, nous pensons, d'accord
en cela avec Graefe, Arlt, et la plupart des ophthalmologistes
de nos jours, que celui-ci devra être considéré non comme
cause, mais comme effet d'un sarcome préexistant et qui,
dans sa première période, peut passer inaperçu. Cette même
erreur d'interprétation a été commise à l'égard de l'iridectomie curative dans le glaucome aigu, que l'on a accusée

à tort de provoquer parfois le développement d'un sarcome consécutif. Évidemment on avait affaire en pareil cas à des glaucomes secondaires dépendant d'un sarcome resté jusque-là ignoré.

Au point de vue de l'efficacité de l'iridectomie dans le traitement du sarcome, nous n'oserions pas affirmer que chez le malade de la première observation (Méchelin) la double iridectomie pratiquée par M. Galezowski et par nous ait eu réellement pour effet d'amender les douleurs et les autres accidents glaucomateux. On sait, en effet, que lorsque le sarcome parvient à la période d'envahissement à l'extérieur de l'œil, ces symptômes s'apaisent d'eux-mêmes.

L'anatomie pathologique du mélano-sarcome de l'œil offre des particularités importantes et qui n'ont pas manqué dans nos deux observations.

On sait que la *sclérotique* résiste beaucoup et longtemps à l'envahissement du néoplasme. Assez souvent même, lorsque des masses mélaniques se montrent à l'extérieur de la coque oculaire, l'examen le plus attentif ne démontre aucune solution de continuité de la sclérotique. C'est ce qui se voit parfaitement sur la coupe de l'œil de Méchelin (pl. XIV, fig. 1, A).

Très-probablement les cellules du sarcome ont dû envahir ici l'épisclère en suivant les canaux qui livrent passage aux veines vorticinées. Il ne faudrait pourtant pas croire que le tissu propre de la sclérotique ne finisse pas par s'infiltrer de granulations pigmentaires, et c'est ce qui existait sur des coupes de l'œil de Mme Roche (pl. XV, fig. 3).

La *cornée*, grâce à sa résistance et aussi à son siége plus éloigné, ne se trouve envahie que rarement par le mélanome. Une étude attentive de l'œil de Méchelin nous a dévoilé, d'une façon très-nette, le mode d'envahissement du tissu de cette membrane (fig. 2 et 3, pl. XIV). La membrane de Descemet, attirée et plissée, puis brisée par le néoplasme qui lui adhère, infiltre ensuite les couches profondes de la cornée dont le tissu résiste encore longtemps, sauf qu'il se vascularise par places.

Le *nerf optique* est une des parties les plus fréquemment envahies par le sarcome. — Sur la figure 4 (pl. XIV), on suit parfaitement le mode de cette propagation dans le tissu propre du nerf, à travers la lame criblée.

Il est connu que le cristallin s'opacifie souvent ; mais ce qui n'est pas mentionné, c'est qu'il puisse dans certains cas se luxer sur le côté, comme on peut s'en assurer en examinant la figure 1, B, pl. XV. On conçoit que si, dans un pareil cas, la coupe de l'œil avait été faite dans un méridien perpendiculaire à celui qui correspond au cristallin luxé, on eût pu croire à la disparition de la lentille détruite par le sarcome. Nous sommes dès lors à nous demander si dans les cas, très-rares d'ailleurs, de prétendue disparition du cristallin on ne s'est pas laissé tromper de la sorte.

Nous ne parlerons point de la *rétine*, qui est toujours soulevée et décollée. On n'en trouvait plus trace sur les préparations qui ont servi à la reproduction de nos figures.

VI. — DU GLAUCOME HÉMORRHAGIQUE

(Pl. XVI, fig. 1, 2, 3. — Pl. XVII, fig. 1, 2, 3, 4)

OBSERVATION XV. — Mme X..., âgée de quatre-vingt-deux ans, d'une bonne santé habituelle, ayant toujours joui d'une vue excellente, bien que myope (la myopie est restée stationnaire), fut prise il y a un an de douleurs vives dans l'œil droit, qui s'irradiaient sous forme de tic douloureux dans la direction des nerfs sus-orbitaire, sous-orbitaire et malaire.

Cette première attaque dura un mois environ et entraîna après elle une diminution notable et progressivement décroissante de l'acuité visuelle. Dans la suite elle fut prise de temps à autre de douleurs passagères; mais ce ne fut qu'un peu plus tard qu'une seconde attaque plus violente que la première éclatait dans cet œil. Lors de notre première visite la malade souffrait déjà depuis trois semaines, et à l'examen il a été constaté ce qui suit : abolition complète de toute perception visuelle, cornée légèrement trouble, vaisseaux épiscléraux injectés, dureté pierreuse du globe. Les douleurs dont se plaignait la malade offraient des caractères dignes de remarque. Elles étaient franchement intermittentes, survenaient soudainement par accès irréguliers, sous forme d'éclairs douloureux, et s'en allaient de même. Il suffisait de presser sur les points d'émergence des nerfs précédemment indiqués pour les réveiller. Ajoutons que la mastication, parfois même la parole, suffisaient pour amener les accès. On le voit, la douleur affectait ici la forme bien connue du tic douloureux de la face et différait à cet égard complètement des souffrances des individus atteints de glaucome ordinaire. Aussi nous dûmes nous demander avec le médecin traitant, M. Maurice Raynaud, si les douleurs étaient réellement sous la dépendance du glaucome chronique de l'œil, ou bien si les

Pl. XVI.

Fig. 1

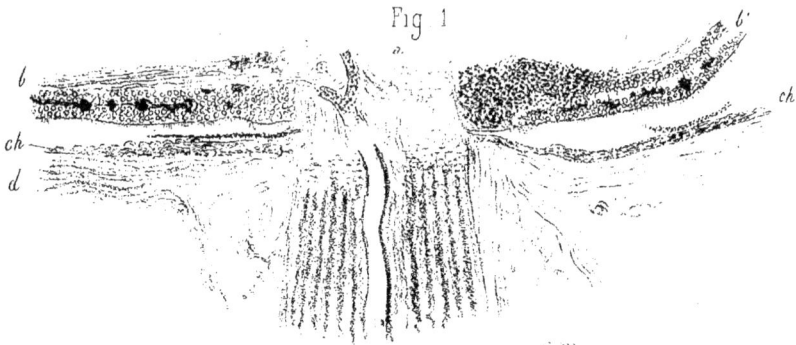

Fig. 2

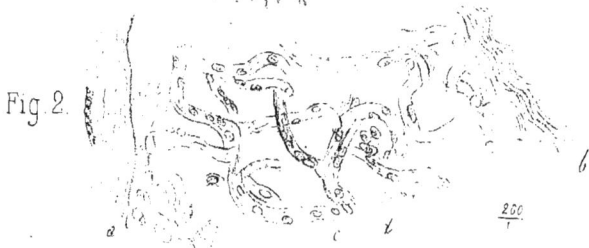

$\frac{200}{1}$

Fig. 3

$\frac{500}{1}$

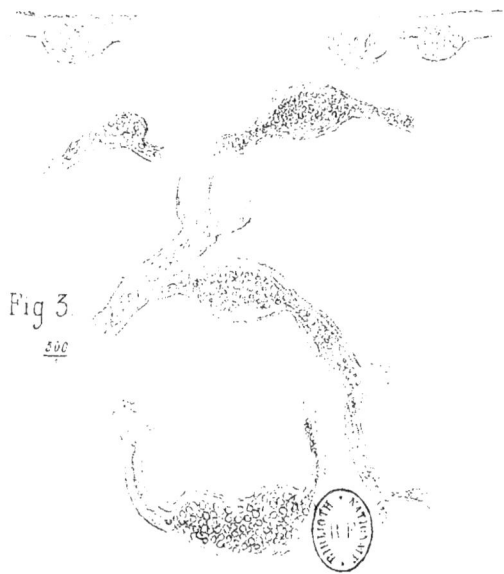

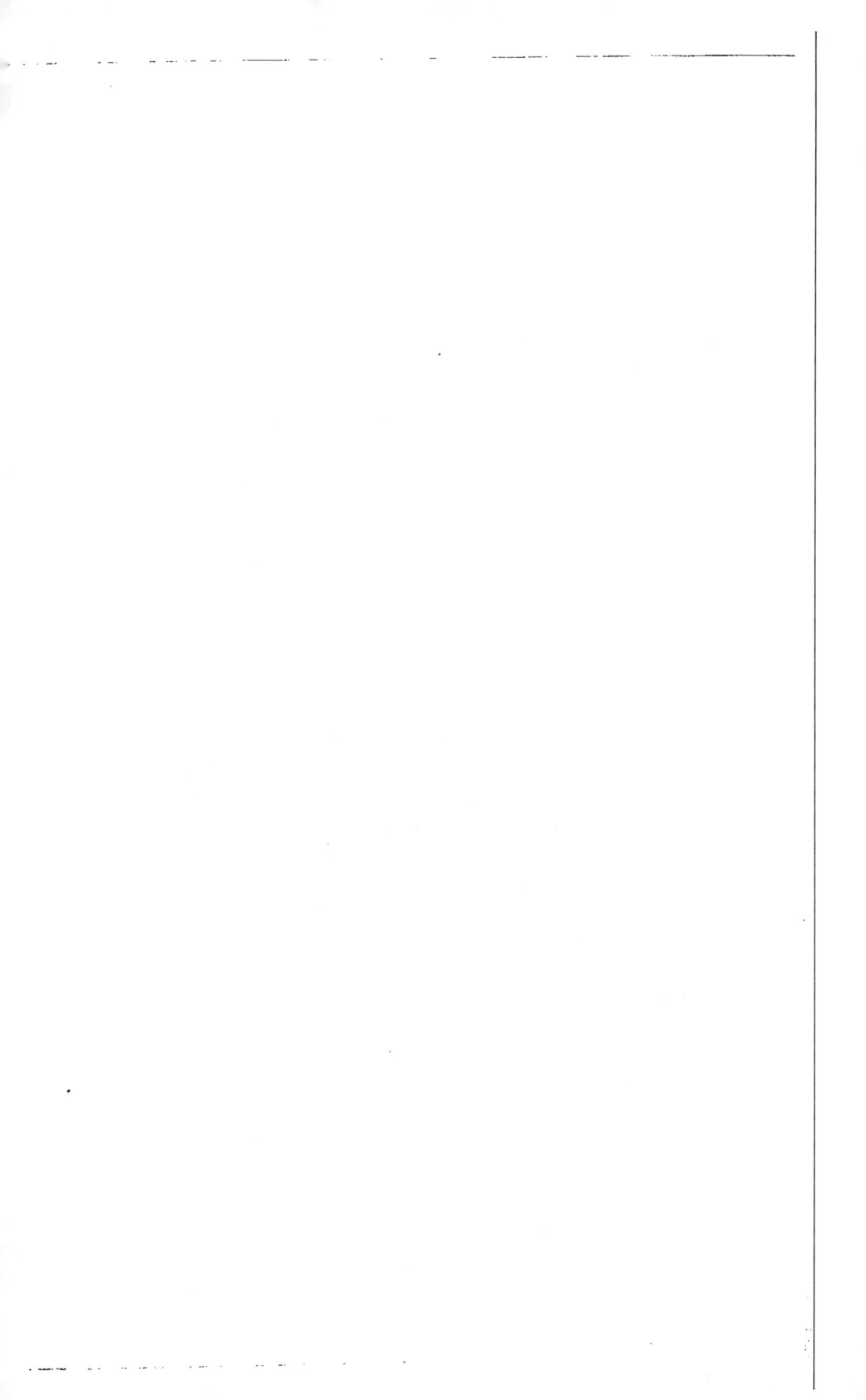

deux éléments morbides (le glaucome et les douleurs) n'étaient pas sous la dépendance d'une lésion primordiale de la cinquième paire, ayant pour siége la cavité crânienne. Dans le doute, et comme tous les moyens médicaux employés jusque-là n'avaient amené aucun résultat, nous nous décidâmes, sans trop d'illusion toutefois, à pratiquer une large iridectomie, qui, comme nous nous y attendions, ne procura qu'un soulagement de quelques jours. Comme après cette opération il s'était épanché dans la chambre antérieure une certaine quantité de sang, qui allait en augmentant, nous fûmes conduits à admettre le glaucome hémorrhagique, et l'énucléation de l'œil constituait dès lors la seule ressource.

Cette opération, sur l'opportunité de laquelle nous avons tenu à prendre l'avis de notre savant confrère le docteur Giraud-Teulon, fut pratiquée sous l'influence du chloroforme, et le résultat a été aussi satisfaisant que possible. Six mois après, malgré un petit retour des douleurs pendant la cicatrisation, l'état de la malade restait satisfaisant.

Examen de l'œil. — Une coupe antéro-postérieure, après macération de la pièce dans la liqueur de Müller, a permis de constater à l'œil nu que la chambre antérieure était en partie remplie de sang provenant de l'iridectomie, et qui, comme il a été dit, n'avait aucune tendance à se résorber. Toute la rétine se trouvait parsemée de taches brunâtres couleur rouille, manifestement hémorrhagiques et qui étaient placées de préférence sur le trajet des vaisseaux.

La planche XVI, fig. 1, permet de constater ce qui suit. En *a* la papille du nerf optique qui ne présente rien d'anormal. L'artère centrale en particulier n'offrait aucune altération appréciable. Toute la rétine voisine *b b'* est au contraire le siége d'une foule d'apoplexies représentées sur la figure par un pointillé et des taches noires. Pour la plupart, ces taches siégent dans les couches granuleuses de cette membranc ; une seule, très-large, située à droite et tout à côté de la papille, et une autre plus petite, placée à gauche de la papille, s'avancent dans la couche des fibres nerveuses jusqu'à la limitante interne. La couche des cônes et des bâtonnets, indiquée sur la figure par un fin chevelu, paraissait saine. La choroïde sous-jacente était manifestement atrophiée, surtout au voisinage de la papille. Cet état correspond probablement à un certain degré de staphylôme postérieur, dont la malade était atteinte, et qui se liait à sa myopie. Nous reviendrons en détail sur les lésions dont cette choroïde était le siége, à propos de la planche XVII, fig. 4. La sclérotique *d* n'offrait aucune altération, pas plus que la gaîne intervaginale du nerf optique. Notons seulement, ainsi qu'on le voit sur la figure 2, que cet espace vaginal, relativement large, offrait dans son intérieur un réticulum conjonctif et élastique, tapissé par des cellules endothéliales *d* et des noyaux *c*. On a représenté la gaîne interne du nerf avec la coupe d'un vaisseau en *a*; la gaîne externe ou fibreuse est en *b*. En résumé, on voit sur cette planche que les lésions véritablement caractéristiques résident dans la présence de foyers apoplectiques nombreux, ayant pour siége les couches moyennes de la rétine, celles par conséquent où se trouvent en grand nombre les plus petits vaisseaux et les capillaires. C'est ce qu'on a cherché à rendre par un fort grossissement dans la planche XVII, fig. 3. On x voit un foyer hémorrhagique *f* composé d'un amas de globules rouges altérés, et situé vers la couche granuleuse interne. Sur cette coupe on voit en outre, sous la limitante interne et dans la couche des fibres nerveuses, quelques globules sanguins extravasés et épars çà et là.

La figure 3 de la planche XVI représente plusieurs anévrysmes miliaires, ayant pour siége les petits vaisseaux et les capillaires de la rétine. C'est là, croyons-nous, l'altération fondamentale qui a été chez cette malade le point de départ des apoplexies rétiniennes et du glaucome hémorrhagique.

Pl. XVII.

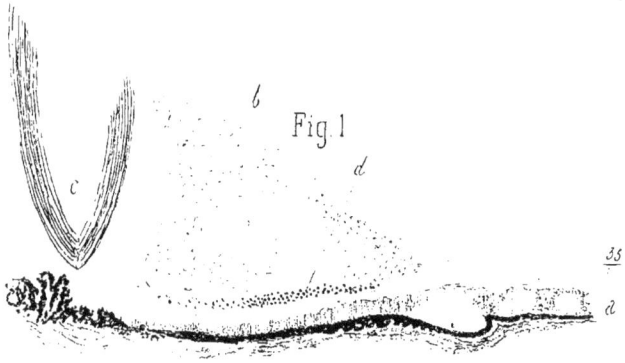

Fig. 1.

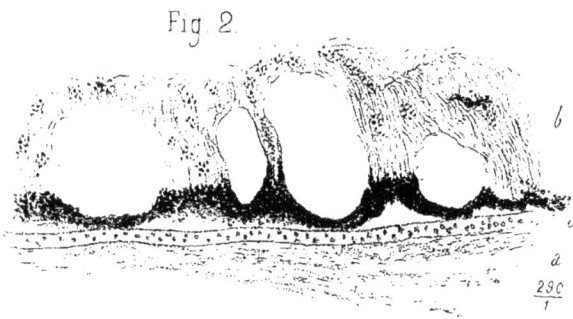

Fig. 2.

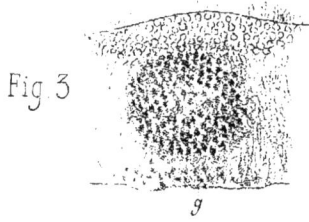

Fig. 3.

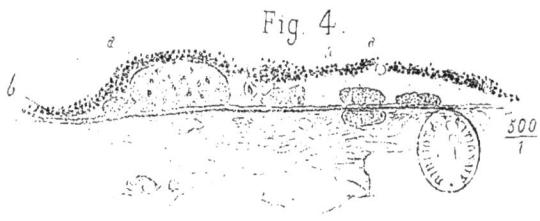

Fig. 4.

On voit manifestement que la plupart des dilatations anévrysmales en question offrent des parois minces et qui semblent avoir perdu de leur épaisseur. La coupe en est très-nette, et elles sont très-transparentes.

La figure 1 de la planche XVII représente une coupe au voisinage des procès ciliaires. On y voit, en b, l'humeur vitrée parsemée d'éléments embryoplastiques, et en d des globules sanguins. Les procès ciliaires et le pigment choroïdien voisin paraissent normaux; il en est de même du corps ciliaire, du cristallin et de la lamina fusca. La terminaison de la rétine a, réduite à sa couche fibreuse, se trouve creusée de cavités qui lui donnent un aspect cystoïde. Cette altération cystoïde a été représentée grossie (fig. 2). On y voit en a la lamina fusca parcourue par un gros vaisseau v rempli de globules sanguins. A ce niveau la chorio-capillaire fait entièrement défaut; une adhérence se trouve établie entre la rétine et la choroïde. Le pigment choroïdien, hypertrophié et totalement bouleversé, se trouve en outre disséminé dans l'intérieur des espèces de colonnes que forme la rétine altérée et qui sont composées essentiellement d'éléments fibreux.

La figure 4 représente une coupe de la choroïde prise derrière l'ora serrata et fortement grossie. On y aperçoit, de bas en haut, la lamina fusca et la chorio-capillaire fortement atrophiées et dépourvues de cellules à pigment. La lame élastique de la choroïde subsiste et est le siége de diverses altérations verruqueuses a, a, a, placées pour la plupart sous l'épithélium noir b de la choroïde, qui se trouve soulevé en masse, mais conserve encore son aspect physiologique.

Remarques. — On sait que la variété hémorrhagique du glaucome se montre de préférence sur des sujets très-âgés. A cet égard, notre malade, qui portait d'ailleurs vaillamment ses quatre-vingt-deux ans, confirme la règle. La malade, qui avait toujours joui d'une excellente vue, était *myope*, ce

qui n'est pas le cas ordinaire dans le glaucome. Celui-ci se
lie habituellement, comme on sait, à un état hypermétrope de
l'œil. Cette exception à la règle prouve, croyons-nous, que
la cause du glaucome hémorrhagique est indépendante de
l'état de réfraction de l'œil. La marche essentiellement chronique suivie par le mal est conforme à tout ce que nous
savons sur la longue période prémonitoire qui caractérise le
glaucome hémorrhagique; mais, contrairement à tout ce qui
a été publié jusqu'ici sur ce sujet, nous avons vu chez notre
malade les douleurs revêtir la forme absolument typique d'un
tic douloureux de la face. La chose était tellement accentuée
que nous nous sommes demandé, avec MM. Maurice Raynaud et Giraud-Teulon, si véritablement le tic douloureux
en question était sous la dépendance du glaucome, ou si
la dureté pierreuse de l'œil, ainsi que la névralgie, n'étaient
pas sous la dépendance d'une lésion intra-crânienne de
la cinquième paire. On conçoit le prix que nous atta-
chions à la solution de cette question, vu que, dans le premier
cas, une opération faite sur l'œil malade (iridectomie ou
énucléation) devait mettre fin aux souffrances atroces éprouvées par la malade, tandis que dans la seconde hypothèse on
aurait vainement sacrifié l'œil sans offrir même à la malade
la juste compensation qu'elle en attendait : à savoir la disparition de ses douleurs.

Privés que nous étions de la connaissance de faits analogues, nous nous décidâmes pourtant à pratiquer l'énucléation, et cela en nous fondant sur cette considération que
tous les moyens médicaux employés jusque-là, y compris
l'iridectomie, avaient complétement échoué. On sait maintenant que nous avons été pleinement satisfaits dans notre
attente, ce qui crée un précédent utile pour ceux qui se
trouveront désormais en face d'un cas aussi embarrassant.

Au point de vue de l'*étude histologique* de la lésion, nous
n'insisterons que sur le point de départ des hémorrhagies,
constitué par des anévrysmes miliaires rétiniens. Cela con-

firme pleinement ce qui a été établi déjà par Liouville, Pagenstecher, Hache, etc., avec cette différence que, dans notre cas, les anévrysmes en question avaient pour siége exclusif les *capillaires* (fig. 3, pl. XVI), dont les parois, loin d'être sclérosées, se trouvaient au contraire très-*amincies*. C'est également sous cette forme d'*anévrysmes capillaires, à parois amincies*, que la lésion a été vue par Hulck (On the Ophthalmoscope, London). Nous ne saurions donc accepter, au moins comme exprimant un fait général, la dénomination d'*artériosclérose* donnée à la maladie par Hache. D'une part, nous avons trouvé les artères et les veines saines, et les *capillaires rétiniens* seuls malades ; d'autre part, ces capillaires, loin d'être sclérosés, offraient des parois extrêmement minces.

Les taches rouges qu'on observe sur la rétine, à l'œil nu, ne sont donc pas, comme on l'a dit, autant d'*anévrysmes miliaires* comparables à ceux du cerveau, mais bien des extravasations sanguines. Quant aux anévrysmes des capillaires, ils sont invisibles à l'œil nu ou même à la loupe, et ce n'est que par le microscope et à l'aide d'un très-fort grossissement qu'on parvient à en découvrir l'existence. Nous n'insisterons pas ici sur l'altération cystoïde de la rétine, pas plus que sur les excroissances verruqueuses de la lame élastique de la choroïde, attendu que ces lésions sont communes chez les vieillards, indépendamment de toute manifestation glaucomateuse. On ne saurait dès lors y voir aucune liaison entre les altérations de tissu en question et l'apparition du glaucome hémorrhagique.

VII. — TUMEUR CAVERNEUSE DE LA CHOROÏDE

OU ANGIOME CAVERNEUX

(Pl. XVIII fig. 1, 2, 3, 4)

OBSERVATION XVI. — Arbanito (Jean), soixante-neuf ans ; entré le 23 août 1876, salle Saint-Ferdinand *bis*, n° 8. Il y a plusieurs mois, ce malade a reçu un coup de canne sur la région sus-orbitaire du côté gauche. Depuis cette époque il n'avait rien éprouvé du côté des yeux. Il y a quatre mois, iritis avec synéchies postérieures sur l'œil gauche. Bientôt douleurs très-vives circumorbitaires, revenant surtout le soir, par accès, et s'étendant quelquefois dans tout le côté gauche de la tête. Sensation de flamme rouge, conjonctive très-injectée, œil dur. La vision était presque abolie de ce côté. A subi une première iridectomie à Marseille. Après cette opération, la vue s'est améliorée et les douleurs ont cessé pour quelque temps ; mais bientôt elles sont revenues plus fortes. Deuxième iridectomie à la partie inférieure. Amélioration moins sensible et de courte durée. Au moment où il se présente à nous, il ne distingue rien avec cet œil et il présente des accidents sympathiques analogues du côté droit. La conjonctive du côté gauche est injectée ; cornée transparente ; la chambre antérieure remplie de sang ne permet de voir ni iris ni pupille : la consistance de l'œil est plutôt diminuée.

Œil droit. — Pupille petite et peu dilatable, pas de synéchies. Les bords de la papille sont diffus. La choroïde est décolorée autour de la papille, pas d'excavation physiologique, mauvaise acuité visuelle.

Énucléation de l'œil gauche le 20 août. Immédiatement après, iridectomie supérieure du côté droit. — Pas d'accidents consécutifs. A droite, la vue est redevenue tout à fait

Pl. XVIII

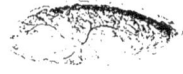

Fig 1

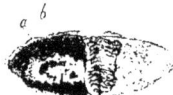

a *b*

Fig 2

Fig.3.

b

b

c

a.

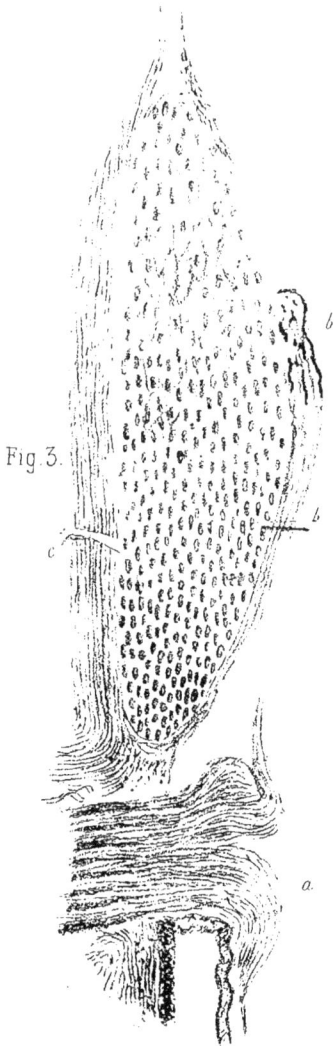

Fig 4.

$\frac{160}{1}$

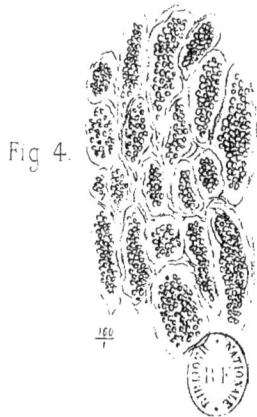

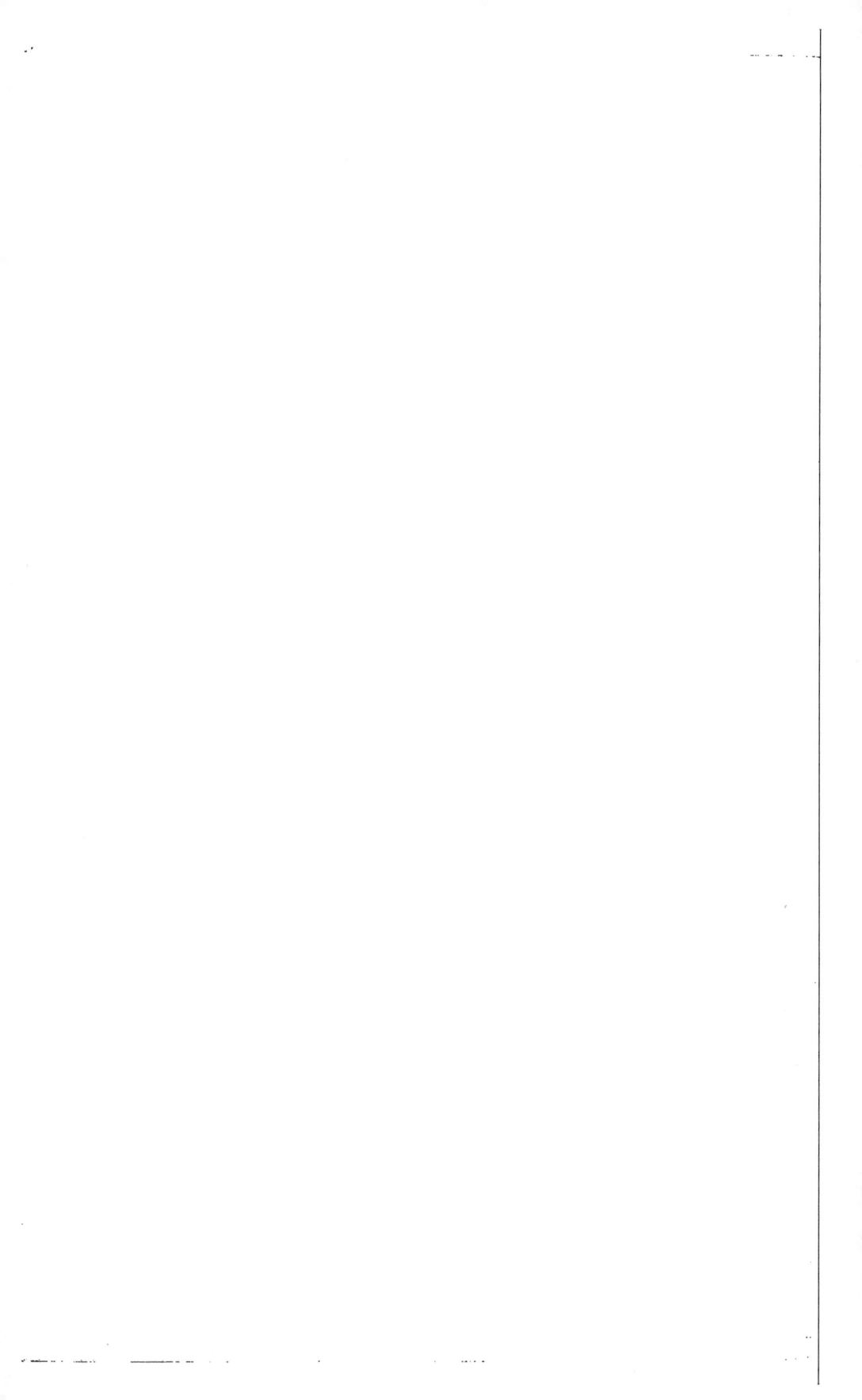

bonne, les douleurs n'ont pas reparu, et le malade sort guéri
le 3 septembre.

Examen macroscopique. — A part les lésions déjà indiquées à
l'occasion de l'examen fait avant l'opération, on constatait une
diffluence du corps vitré. La rétine, qui n'était pas décollée,
offrait à sa partie postérieure, au voisinage de la papille optique, une saillie blanchâtre, du volume d'un petit pois, ovalaire
dans le sens transversal, aplatie à la surface et se perdant
insensiblement sur les parties voisines. Il était évident qu'il
s'agissait ici d'une production sous-rétinienne qui avait soulevé la rétine sans interposition de liquide. Effectivement, par
des tractions légères et sans effort, la rétine a pu être soulevée
en ce point et nous avons constaté alors qu'il s'agissait d'une
tumeur formée aux dépens de la choroïde correspondante.
Les figures 1 et 2, planche XVIII, représentent le segment de
l'œil en rapport avec le néoplasme, qui, dans la figure 1, est
recouvert par la rétine, et, dans la figure 2, est vu à nu, la
rétine *a* étant soulevée et repliée de gauche à droite. Sur la
surface de cette tumeur on apercevait, d'un côté, un croissant
pigmentaire situé entre le sommet et la base de celle-ci, et,
de l'autre côté, un point pigmentaire rond qui n'atteignait pas
tout à fait la périphérie de la masse. Au delà de la base de la
tumeur, qui correspond à toute la partie claire du dessin, la
choroïde reprenait son aspect normal.

Étude microscopique. — Une coupe a été pratiquée suivant
le grand axe de la tumeur et passant par le centre de la
papille optique, ainsi qu'on le voit sur la figure 3, grossissement de $\frac{25}{1}$. Cette préparation démontre ce qui suit : 1° la
forme ellipsoïde de la tumeur; 2° son siége voisin de la papille, qui est intacte, fait une saillie notable dans l'intérieur
de l'œil et offre une excavation physiologique assez profonde ; 3° le point de départ exact de la tumeur des couches
profondes de la choroïde, depuis la lamina fusca jusqu'à la

chorio-capillaire. Cette dernière couche de la choroïde, devenue d'ailleurs très-mince, se trouve recouverte par un stratum d'apparence hyaline très-finement strié, pourvu çà et là d'amas pigmentaires, et qui, examiné à un fort grossissement, nous a paru devoir être considéré comme un exsudat fibrineux intermédiaire à la choroïde et à la rétine. Ces deux couches réunies, la chorio-capillaire et la couche exsudative, ont été représentées en *b b* sur la figure. Au delà de la limite externe de la tumeur, la choroïde reprend son épaisseur et son aspect normaux.

En arrière on voit la sclérotique traversée par une ligne perpendiculaire claire, *c*, qui n'est probablement autre chose que l'orifice de passage d'un petit nerf ou d'un vaisseau ciliaire.

La figure 4 représente le tissu de la tumeur vu à un grossissement de 160 diamètres. On y aperçoit exclusivement des vacuoles, formées par des cloisons extrêmement minces, réfringentes et finement granuleuses, présentant en quelques points de petits amas pigmentaires, parfois même des restes de cellules appartenant au stroma choroïdien. Dans l'intérieur de toutes ces loges ou vacuoles se trouvent des amas de globules sanguins bien conservés qui ne sont autres que ceux du sang en circulation dans les espaces caverneux en question. Sur un ou deux points de la préparation on retrouve la coupe perpendiculaire des vaisseaux propres de la choroïde.

Remarques. — La description histologique qui précède ne laisse aucun doute qu'il s'agissait bien ici d'une véritable *tumeur érectile* (angiome caverneux) de la choroïde.

C'est en vain que nous avons cherché dans les principaux recueils scientifiques un second exemple de cette singulière affection, que les auteurs classiques les plus récents passent du reste complétement sous silence. Nous croyons donc, jusqu'à preuve du contraire, que notre cas est unique dans son genre.

Il est à noter qu'un coup porté sur la région sourcilière et peut-être palpébrale du même côté semble en avoir été l'origine. Or on sait, que telle est précisément l'origine de certains anévrysmes *cirsoïdes* sous-cutanés, dont le point de départ consiste dans la communication anormale d'une veinule avec une artériole, à la suite d'une contusion ou d'un traumatisme quelconque.

Rien d'étonnant, dès lors, que la choroïde, membrane extrèmement riche en vaisseaux artériels et veineux, puisse, sous l'influence d'une contusion de l'œil, devenir le point de départ d'un angiome caverneux. Cela doit être surtout vrai pour la région du pôle postérieur de l'œil, là où les gros vaisseaux artériels (artères ciliaires courtes) pénètrent dans la choroïde ; et en effet, chez notre malade, la tumeur caverneuse occupait l'un des côtés de la papille optique. Il va sans dire que le coup de canne n'a dû agir sur cette région profonde de l'œil que par une espèce de contre-coup, résultant de l'aplatissement brusque et instantané du globe oculaire dans le sens de son axe.

Une observation qui offre des analogies avec la nôtre est celle publiée par Schirmer (1), et concernant une *tumeur caverneuse* de l'iris, d'origine également traumatique. En voici les principaux détails.

Un homme de quarante-quatre ans avait reçu, cinq ans auparavant, un coup de baguette sur l'œil gauche. Ce n'est qu'un an après l'accident que cet œil devint rouge, en même temps que la vue baissait de ce côté.

Lors de l'examen de cet œil, l'inflammation s'était apaisée, mais il y avait au côté externe du globe une saillie du volume d'un pois, translucide, très-distinctement vasculaire, avec des taches rouges sur un fond blanc jaunàtre. Cette tumeur débordait à moitié la pupille et repoussait en avant la partie correspondante de la cornée, qui était bombée à cet endroit. La partie libre de la pupille réagissait ; la tension de l'œil était augmentée, et les

_____

(1) Schirmer, *Greifw. med. Beitr.*, III.

veines rétiniennes dilatées offraient des battements spontanés. — s. 2/3.

La tumeur fut enlevée par iridectomie, et le malade quitta l'hôpital quelques jours après avec une amélioration de la vue.

D'après son apparence extérieure et l'examen histologique, la tumeur fut reconnue comme étant un *angiome caverneux*.

On le voit, les choses se sont présentées ici comme dans notre cas, et, s'il le fallait, nous pourrions invoquer la similitude anatomique du tissu de l'iris avec celui de la choroïde (même richesse en vaisseaux artériels et veineux).

On ne voudra sans doute pas confondre notre cas d'*angiome caverneux pur*, sans mélange aucun d'éléments embryoplastiques, avec les exemples de *sarcome télangiectasique* publiés par Th. Leber (1), Knapp (2) et Socin (3). Dans ces cas la masse de la tumeur était composée en partie de vaisseaux avec des espaces lacunaires et en partie d'éléments fusiformes (Leber, Socin), ou de cellules rondes en grand nombre (Knapp).

---

(1) Th. Leber, *Arch. f. Ophthalm.*, 1868, Band XIV, § 221.
(2) Knapp, *Die intra-oculáren Geschwulste*, 1868, § 134.
(3) B. Socin, *Virchow's Archiv.*, 1871, Band LII, § 555.

Pl. XIX.

Fig 1.

Fig 2.

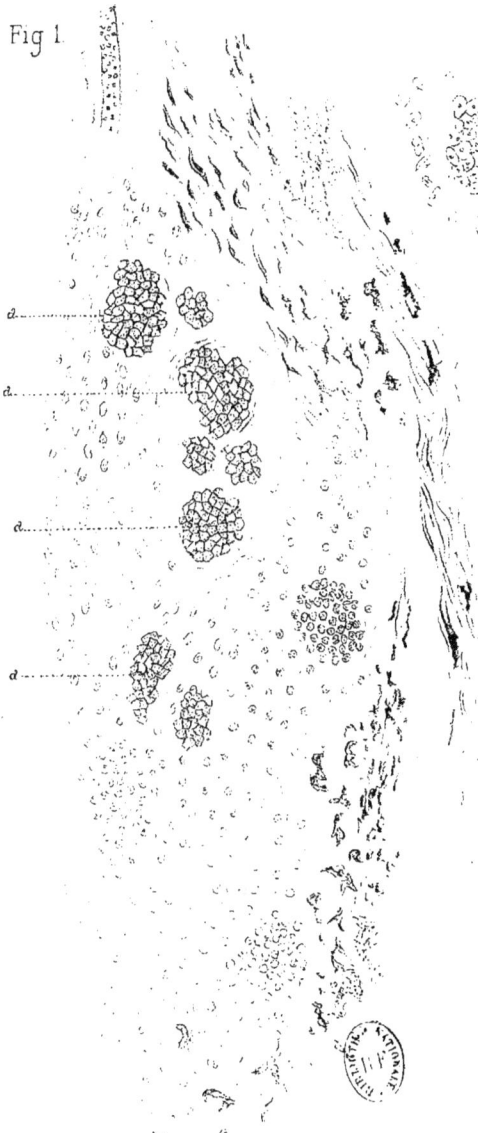
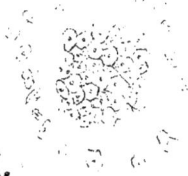

VIII. — TUBERCULES DE LA CHOROÏDE

(Pl. XIX, fig. 21)

Observation XVII. — Brossard (Marie), dix-neuf ans, domestique, entrée à Lariboisière le 6 mars 1877. Gourme jusqu'à l'âge de douze ans; à l'âge de quinze ans, orgelets très-nombreux. Réglée seulement à dix-huit ans, pendant six mois. Les règles ont cessé au mois d'août 1876, à la suite d'une grande fatigue. Malaises. Anémie. A beaucoup maigri depuis les six derniers mois. Pas de sueurs nocturnes. Pas de toux. Rien à l'auscultation de la poitrine.

La vue a toujours été bonne jusqu'à il y a deux mois; alors, sans cause connue, l'œil gauche a commencé à être rouge. Injection généralisée. Sensation de graviers dans l'œil. Œdème et rougeur de la paupière supérieure.

Quelque temps après la malade a remarqué une petite saillie blanche à la partie inférieure de la sclérotique, près du bord cornéen; saillie qui a augmenté progressivement et s'est étendue à la cornée depuis quinze jours environ. Trouble de la vue; brouillard qui a augmenté jusqu'à abolir la vision. Photopsie.

Actuellement elle ne voit que l'ombre des objets interposés, ne peut distinguer ni compter les doigts, voit à peine la lumière à 1 mètre, sous forme de lueur jaunâtre.

État de l'œil, 6 mars 1877. — Rougeur des paupières avec œdème assez prononcé. Injection conjonctivale surtout marquée à la partie inférieure.

A la partie inférieure du globe de l'œil, et un peu plus rapproché du grand angle, bourgeon grisâtre, aplati, saillant de 2 à 3 millimètres environ, ayant le volume d'une noisette, recouvrant environ le quart inférieur de la cornée, dont le quart suivant est trouble.

PANAS.   5

A la partie inférieure, en avant de l'iris, dans la chambre antérieure, deux petites masses blanc jaunâtre, rappelant des abcès tuberculeux.

La malade ne ressent aucune douleur spontanée dans l'œil. Douleur à la pression. Douleur de la mâchoire.

La pupille est irrégulière, immobile.

La conjonctive qui recouvre la tumeur est détruite, comme enlevée à l'emporte-pièce.

Malade très-nerveuse, pas de signes d'hystérie. A la partie postérieure de la tête, énorme abcès, du volume du poing d'un enfant, dont le début remonte à deux mois. Ouverture spontanée. Suppuration très-abondante. La malade a déjà eu des abcès semblables.

Mauvais état général. Douleurs intercostales. L'appétit est conservé.

9 mars. — Énucléation de l'œil gauche. Pas de troubles des milieux. Cristallin normal. Sur le segment postérieur de la choroïde, plus près de la papille optique que de l'*ora serrata*, deux ou trois granulations tuberculeuses, du volume d'une petite tête d'épingle chacune, d'une couleur blanc grisâtre, et faisant saillie sous la lame élastique de la choroïde qu'elles soulèvent.

Le soir de l'opération, vomissements chloroformiques. Pas de douleur vive, un peu d'écoulement sanguin.

Quelques jours après, un peu de suppuration qui disparaît rapidement.

Sortie le 23 mai 1877, avec un moignon non parfaitement mobile.

Aucun signe apparent de tuberculose, ni dans les organes thoraciques, ni dans les organes abdominaux.

Examen histologique. — La figure 1, pl. XIX, représente la coupe de l'une de ces masses tuberculeuses, immédiatement placée sous la lame élastique, autrement dit dans la chorio-capillaire. La portion correspondante de la *lamina fusca* se montre, au contraire, assez bien conservée, quoi-qu'envahie en partie.

Dans l'intérieur même de la masse néoplasique, à part quelques tractus de tissu conjonctif fins, tous les autres élé-ments normaux choroïdiens, aussi bien les cellules que les vaisseaux sanguins, sont absents. A leur place on trouve un semis de petites cellules rondes, pourvues de noyaux, qui ne sont évidemment autres que des éléments tuberculeux. Par places, ces derniers, au lieu de rester disséminés, se réu-nissent et se tassent pour former des amas *aa* de granu-lations plus grosses, devenues polyédriques par pression réciproque. Ces points représentent sans aucun doute les endroits où, le travail néoplasique étant plus avancé, tous les tissus normaux préexistants ont été étouffés et remplacés en entier par les éléments du tubercule.

La figure 2 représente très-grossi l'un des îlots en question, afin de montrer les éléments morbides dans tous leurs détails. Certains d'entre eux forment une couronne autour du noyau central. On y distingue, en outre, un fin réseau intermédiaire qui ressemble à un réticulum lymphoïde.

Remarques. — Les tubercules de la choroïde, dont l'exis-tence ne fait plus de doute pour personne, sont intéressants à connaître, aussi bien au point de vue de la clinique pure qu'eu égard à leur anatomie pathologique.

La *fréquence* des tubercules de la choroïde est bien plus grande qu'on ne serait tenté de le supposer d'après le nombre des observations recueillies jusqu'à ce jour. La raison de cette méprise réside en ce que bien des cas de tubercules choroï-diens ne donnent pas lieu à des troubles visuels lorsqu'ils sont petits, pour ainsi dire naissants, et situés vers les parties périphériques, au voisinage de l'*ora serrata*.

D'autres fois, les troubles visuels passent inaperçus au milieu des troubles graves de la santé, occasionnés par les manifestations viscérales de la tuberculose.

Une autre opinion, qui a encore cours dans la science, malgré les faits contradictoires rapportés par Porland (1), c'est que la tuberculose n'apparaît dans la choroïde que consécutivement, alors que les poumons ou les méninges en sont envahis.

Le cas qui nous est propre, et auquel nous pourrions ajouter celui d'un jeune homme de seize ans qui nous a été adressé par notre collègue M. Giraud-Teulon, en vue de lui faire subir l'énucléation de l'œil droit, devenu le siége d'une suppuration liée à des tubercules de la choroïde (ainsi que l'examen anatomique de l'œil nous l'a surabondamment prouvé), démontre, à n'en pas douter, que la tuberculisation de la choroïde peut se montrer d'emblée, alors qu'aucun symptôme de ce genre ne s'est encore dévoilé du côté des poumons ou des méninges.

Les signes ophthalmoscopiques de la lésion qui nous occupe, malgré leur précision apparente (présence d'une ou de plusieurs saillies miliaires, d'un gris jaunâtre, sous-jacentes à la rétine qu'elles soulèvent, et sans limites bien nettes sur les bords), ne sauraient à eux seuls, et en dehors de toute manifestation tuberculeuse dans d'autres organes, donner la certitude du diagnostic. Il y a plus, lorsque la suppuration oculaire fait des progrès, comme dans les deux cas qu'il nous a été donné d'observer, que les milieux transparents se troublent, que déjà la cornée est infiltrée de pus, et que la chambre antérieure est devenue le siége d'un hypopyon, l'examen ophthalmoscopique ne peut plus rien nous enseigner sur la cause de la destruction purulente du globe. C'est en se fondant sur la marche relativement lente de l'affection ; sur l'absence de toute autre cause capable d'expliquer la purulence de l'œil ; sur les troubles généraux de la santé (pâleur, amaigrissement, cessation des règles) ; enfin, sur l'état diathésique des individus, ou de leurs ascendants et

_____

(1) Porland, *Ophth. Horp. Reports*, n° 4.

collatéraux, morts de tubercules pulmonaires, comme dans les deux cas qui nous sont propres, qu'on peut porter le diagnostic de *tubercules de la choroïde*, avec fonte purulente consécutive de l'œil.

L'énucléation nous permit de confirmer notre diagnostic. Outre la fonte purulente de l'hémisphère antérieur qui s'était opérée en bas dans le dernier cas et en haut dans le premier, nous constatâmes, en effet, l'existence de granulations miliaires disséminées, dans l'hémisphère postérieur, ayant pour siége la choroïde, et dont l'étude histologique nous a donné les résultats consignés plus haut.

La démonstration de la nature tuberculeuse du produit résulte ici de la *caséification* des masses purulentes qui avaient perforé l'hémisphère antérieur du globe oculaire. Ces masses provenaient du développement de tubercules dans la zone ciliaire et dans l'iris, comme dans le fait bien connu de Manfredi (*Annali di Ottalmologia*, t. III). Les myéloplaxes, qui d'ailleurs ne sont pas aussi caractéristiques du tubercule qu'on l'a prétendu, puisqu'on en trouve au même degré dans d'autres productions morbides, telles que les syphilomes, certains sarcomes et le lupus, faisaient défaut dans nos préparations, comme dans la plupart des cas connus de tubercules de la choroïde. La disparition des vaisseaux et la présence d'amas de petites cellules embryoplastiques à évolution caséeuse régressive, voilà pour nous la vraie caractéristique du tubercule.

IX. — RÉTINITES ALBUMINURIQUES

(PL. XX, FIG. 1, 2. — PL. XXI, FIG. 1. — PL. XXII, FIG. 1)

OBSERVATION XVIII. — Joycrot (François), âgé de vingt-trois ans, monteur, entré le 2 janvier 1877, salle Saint-Landry, service de M. le docteur Raynaud.

Ce malade vient le 2 janvier à la consultation, se plaignant de douleurs lombaires, de fièvre, de troubles de la vue, de toux et de dyspnée.

Antécédents. — Il est impossible d'obtenir de lui des éclaircissements touchant ses antécédents personnels ou de famille; tout ce qu'on peut savoir, c'est qu'il a eu la scarlatine dans le courant de décembre. Il était tout à fait convalescent et commençait déjà à travailler quand survinrent les complications. C'était du 28 au 30 décembre, et la scarlatine avait commencé dans les premiers jours du mois.

Le 29 décembre il a été pris brusquement de frissons et de douleurs lombaires très-violentes; il avait aussi un grand mal de tête, comme au commencement de sa scarlatine. Les jours suivants il s'aperçut que sa vue s'obscurcissait; en même temps il se sentait oppressé, toussait et crachait beaucoup.

3 janvier. — On essaye de faire lire le malade; c'est à peine s'il reconnaît les plus gros caractères à une distance de 30 à 40 centimètres; les deux yeux sont malades, et ce sont plutôt des lacunes du champ visuel qu'un trouble général de la vision.

On le sonde (car il urine fort peu), et on constate un précipité albumineux des plus abondants.

L'auscultation révèle un souffle tubaire, très-net au sommet

Pl. XX.

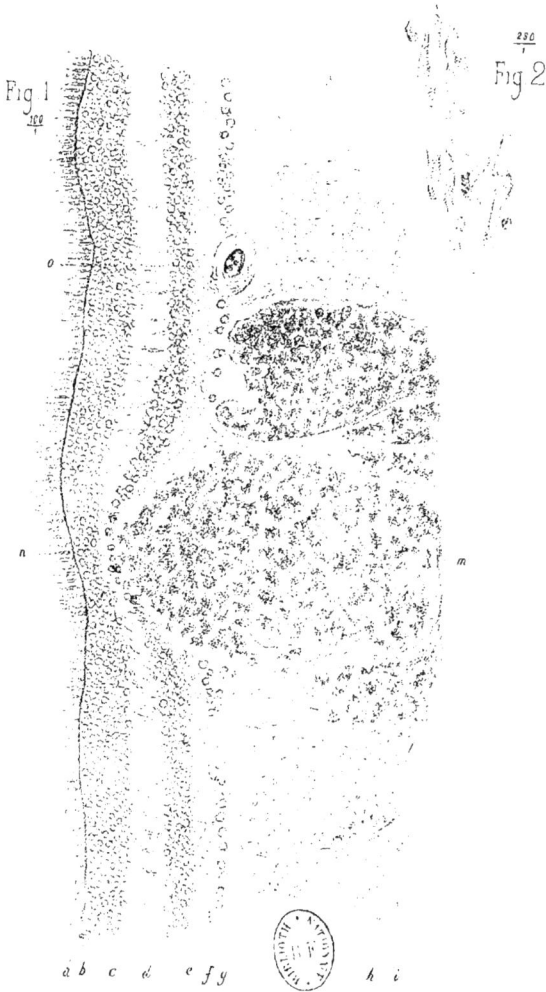

Fig 1
$\frac{100}{1}$

Fig 2
$\frac{250}{1}$

a b c d e f g h i

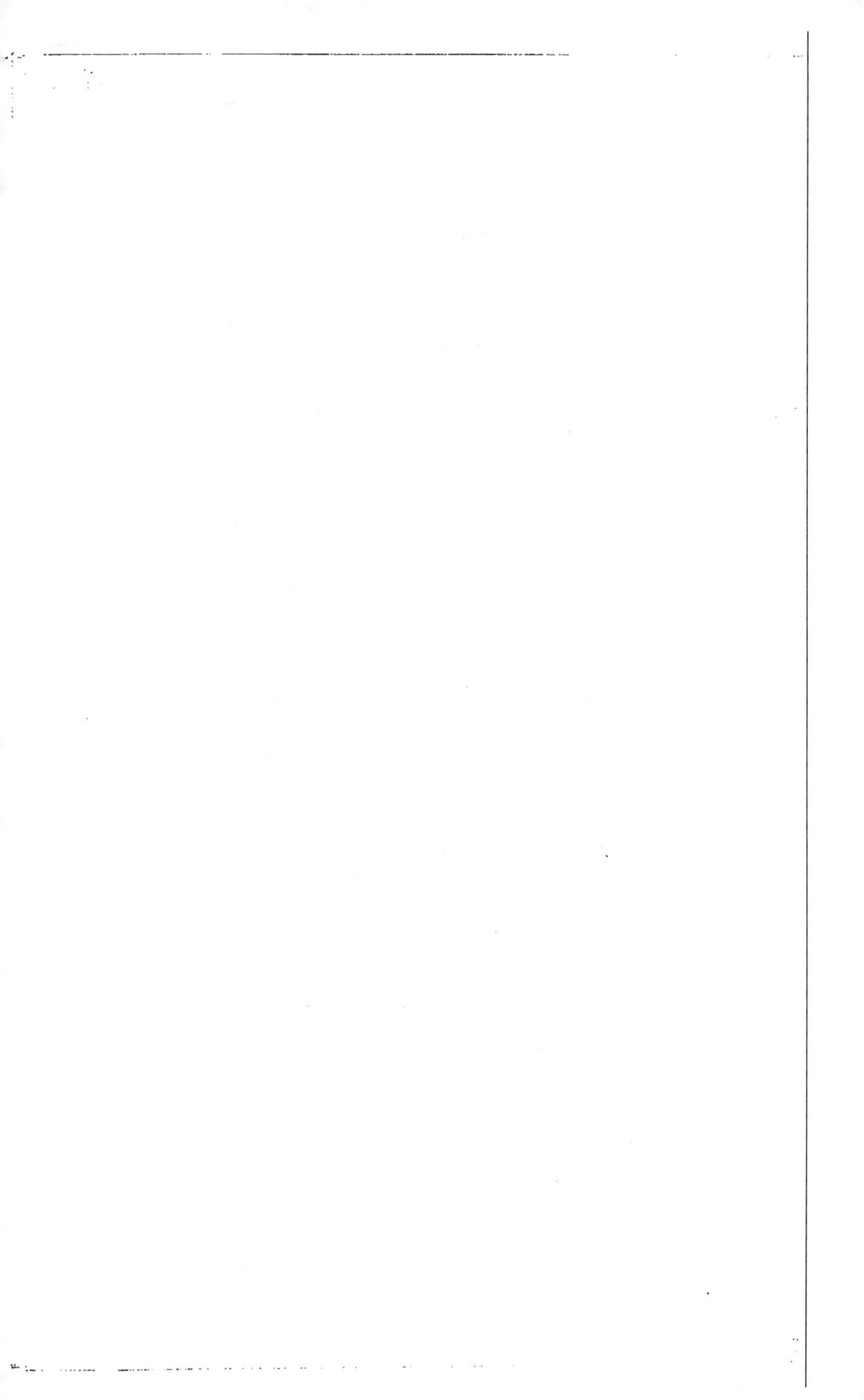

droit; le même souffle à la base à gauche, mélangé de râles crépitants, sibilants et ronflants qui s'étendent dans toute l'étendue du poumon gauche. On constate aussi aux mêmes points de la bronchophonie.

Le malade est très-oppressé et a du délire par intermittences. Température 38°,4 le matin, 39°,2 le soir.

4 janvier. — Mêmes symptômes, la vue est de plus en plus mauvaise. Il y a moins de fièvre, mais toujours le même délire intermittent. — Son haleine devient fétide, il a des crachats pneumoniques. Température 38°,2 le matin, ·39°,8 le soir.

5 janvier. — On constate une légère ascite; outre les symptômes des jours précédents, les gencives sont fuligineuses, l'haleine toujours fétide et ammoniacale. Le malade urine toujours très-peu, son urine est toujours pleine d'albumine, la vision est toujours dans le même état. Température, 37°,6 le matin, 37°,4 le soir.

6 janvier. — La dyspnée est beaucoup plus grande que les jours précédents, le malade est dans un coma profond. L'examen ophthalmoscopique révèle de larges exsudats blanchâtres à la surface de la rétine des deux côtés; les papilles sont effacées. Température, 37°,4 le matin, 36°,6 le soir.

Il meurt dans la nuit du 6 au 7.

Les yeux pris frais sont mis dans la liqueur de Müller. Le 8 janvier, autopsie. En enlevant avec le sternum une partie du feuillet pariétal du *péricarde*, il s'en échappe un flot de sérosité limpide de couleur citrine. Les deux feuillets présentent de larges surfaces dépolies couvertes de petites végétations granuleuses.

Cœur. — Le cœur est contracté en systole, il y a une très-légère hypertrophie du ventricule gauche.

Cerveau. — Les ventricules cérébraux sont pleins de sérosité. Il y a un notable aplatissement des circonvolutions.

Poumon. — On constate l'hépatisation rouge de tout le lobe

supérieur droit et de tout le lobe inférieur gauche, l'engoue-
ment des parties voisines.

Foie. — Le foie est sain. Un kyste hydatique dans le voisinage des veines sous-hépatiques.

Reins. — Les reins ont leur volume normal, le gauche est
plus malade que le droit, pas de kystes ni dans l'un ni dans
l'autre ; leur longueur est de 10 centimètres 1/2.

Décortication facile ; la substance corticale est pâle et décolorée, les tubuli pleins d'exsudats fibrineux.

Aucune des lésions caractéristiques de la néphrite interstitielle.

Examen histologique de l'œil. — Pl. XX, fig. 1. — On voit la
couche des cônes et de bâtonnets (*a*) et celle de la limitante
externe (*b*) parfaitement saines. La couche externe des grains (*c*)
l'est également, ainsi que la couche interne *e*, sauf qu'en *u*
l'une et l'autre, mais particulièrement cette dernière, se trouvent refoulées et en partie détruites par le gonflement des
couches internes de la rétine. La couche intergranulaire (*d*)
est non-seulement conservée, mais les fibres radiées qui la tra-
versent sont de toute beauté, par suite probablement de l'infiltration séreuse qui a dû écarter ces fibres entre elles. La
couche granulée interne (*f*) est bien conservée, sauf au point
où les couches précédentes se trouvent refoulées.

La couche (*g*) des cellules nerveuses ne paraît pas altérée,
excepté sur le point précédemment indiqué, où celles-ci semblent manquer complètement.

Les lésions véritablement importantes existent dans la
couche des fibres nerveuses. Aux deux extrémités de cette couche
les lésions sont peu apparentes, et les fibres radiées de Müller
apparaissent avec une grande netteté, distendues qu'elles
sont par le gonflement des faisceaux nerveux. Mais à mesure
qu'on s'approche vers le centre *m* de la préparation, les fibres
nerveuses, extrêmement gonflées, acquièrent un volume considérable et un aspect gangliforme. Cette partie de la rétine,

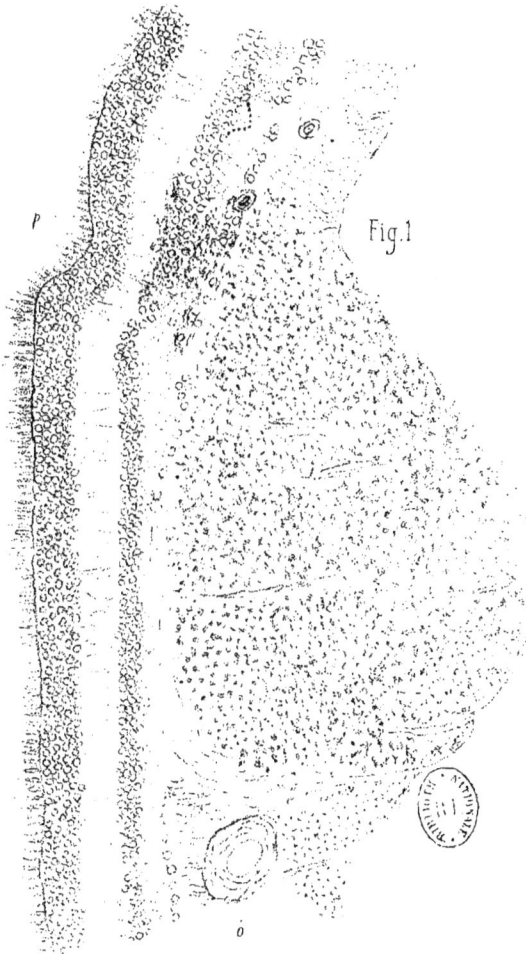

Fig.1

d'une teinte opaline, se trouve infiltrée par un exsudat séro-
albumineux qui se colore faiblement par la purpurine et ne
donne pas de réaction avec l'acide osmique après macération
dans la liqueur de Müller. Il est à noter que la partie ainsi
gonflée des couches nerveuses de la rétine fait saillie aussi bien
du côté de la limitante interne que des couches externes, en
refoulant devant elle ces dernières au point de les faire disparaître en partie, ainsi que cela a été noté déjà.

On voit en (o) la coupe perpendiculaire d'un vaisseau rétinien dont la membrane adventive est très-hypertrophiée et
sclérosée, tandis que la cavité restée béante contient encore
des globules sanguins.

Figure 2. — Fragment dissocié des fibres nerveuses malades,
les unes vues de travers, les autres obliquement, à un grossissement de 290 diamètres. On y voit nettement les varico-
sitées de ces fibres, qui sont cause de leur aspect gangliforme.

En résumé, nous avions affaire ici aux lésions attribuées
à la période initiale de la rétinite albuminurique. Ceci concorde avec ce qui a été noté dans l'observation concernant la
scarlatine et l'albuminurie dont le début remontait à un mois
environ.

La planche XXI, fig. 1, représente les lésions déjà indiquées, mais sur un point de la rétine voisin du précédent.
Le gonflement est ici énorme et l'on voit la coupe du vaisseau (o) comme sur la figure 1, pl. XX. Même conservation des couches externes de la rétine, y compris celle des
cellules ganglionnaires, sauf sur le point correspondant à
la partie la plus tuméfiée. On voit toutefois en P la lésion
pénétrer jusque dans la couche intergranulaire, après avoir
bouleversé et en partie détruit les cellules ganglionnaires,
la couche moléculaire interne, ainsi que la couche interne des
grains.

Pl. XXII, fig. 1. — La coupe est tombée sur une partie
restée saine de la rétine, de sorte qu'on peut comparer
l'état d'intégrité de ses diverses couches avec celles plus ou

moins infiltrées et malades, représentées dans les planches précédentes, XX et XXI. Seulement, au-devant de la limitante interne, le corps vitré *v' v'* resté adhérent est en état de prolifération conjonctive. Nous concluons de ce fait que la couche au moins la plus voisine du tissu hyaloïdien a dû participer à la phlegmasie de la rétine.

Remarques. — On sait que la rétinite albuminurique se lie d'ordinaire à la forme la plus grave de l'altération brightique des reins, et l'on s'est demandé, par cela même, si les manifestations rétiniennes tenaient à l'altération chimique du sang, ou bien à l'altération des parois vasculaires (transformation granulo-graisseuse de celles-ci), ou encore à l'hypertrophie des ventricules. Toutefois, à côté de ces cas, de beaucoup les plus nombreux, il y en a d'autres où la rétinite se lie à une albuminurie récente, souvent même transitoire, pouvant guérir sans laisser de traces, ainsi que la rétinite qui en dépend. Tel est en particulier le cas des rétinites scarlatineuses, gravidiques, etc.

L'observation qui précède, et qui se rattache à la variété *scarlatineuse* de la rétinite albuminurique, offre pour nous un réel intérêt, tant au point de vue des altérations rétiniennes que des lésions viscérales qui ont précédé et accompagné les troubles oculaires.

On sait que dans la rétinite albuminurique, deux ordres de lésions se rencontrent d'ordinaire, à savoir : 1° le gonflement avec altération gangliforme des fibres nerveuses, et 2° la sclérose du tissu conjonctif avec destruction granulo-graisseuse des éléments cellulaires de la rétine.

Dans le cas qui nous est propre, la première de ces deux lésions caractéristiques *existait seule*. Cela nous conduit nécessairement à nous demander si les choses se passent toujours ainsi dans la rétinite dépendant de la scarlatine, de la grossesse et en général de toute cause produisant une albuminurie transitoire, sans altération profonde des reins.

Pl. XXII

Fig. 1.

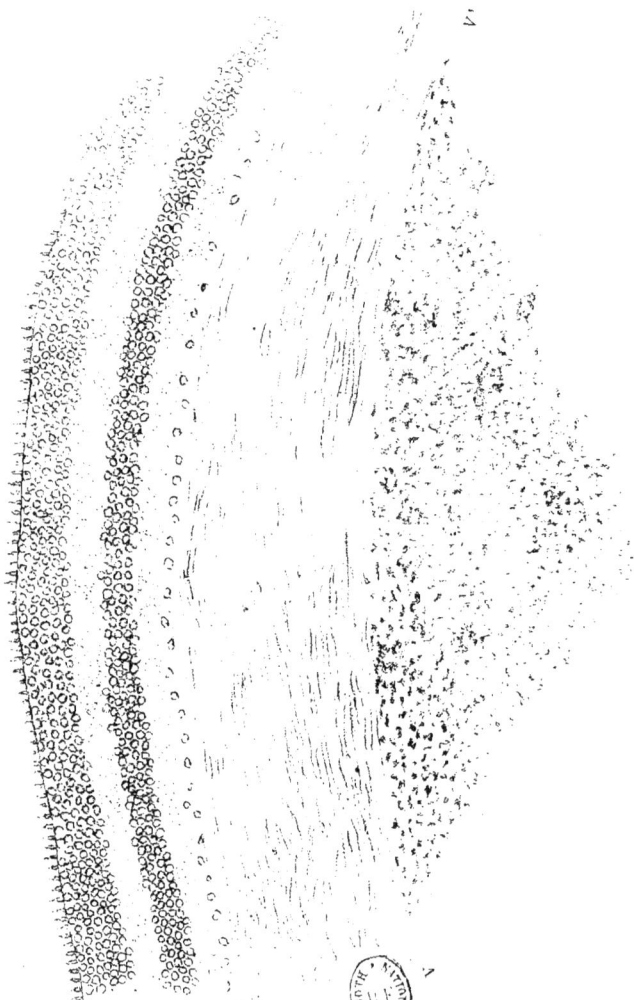

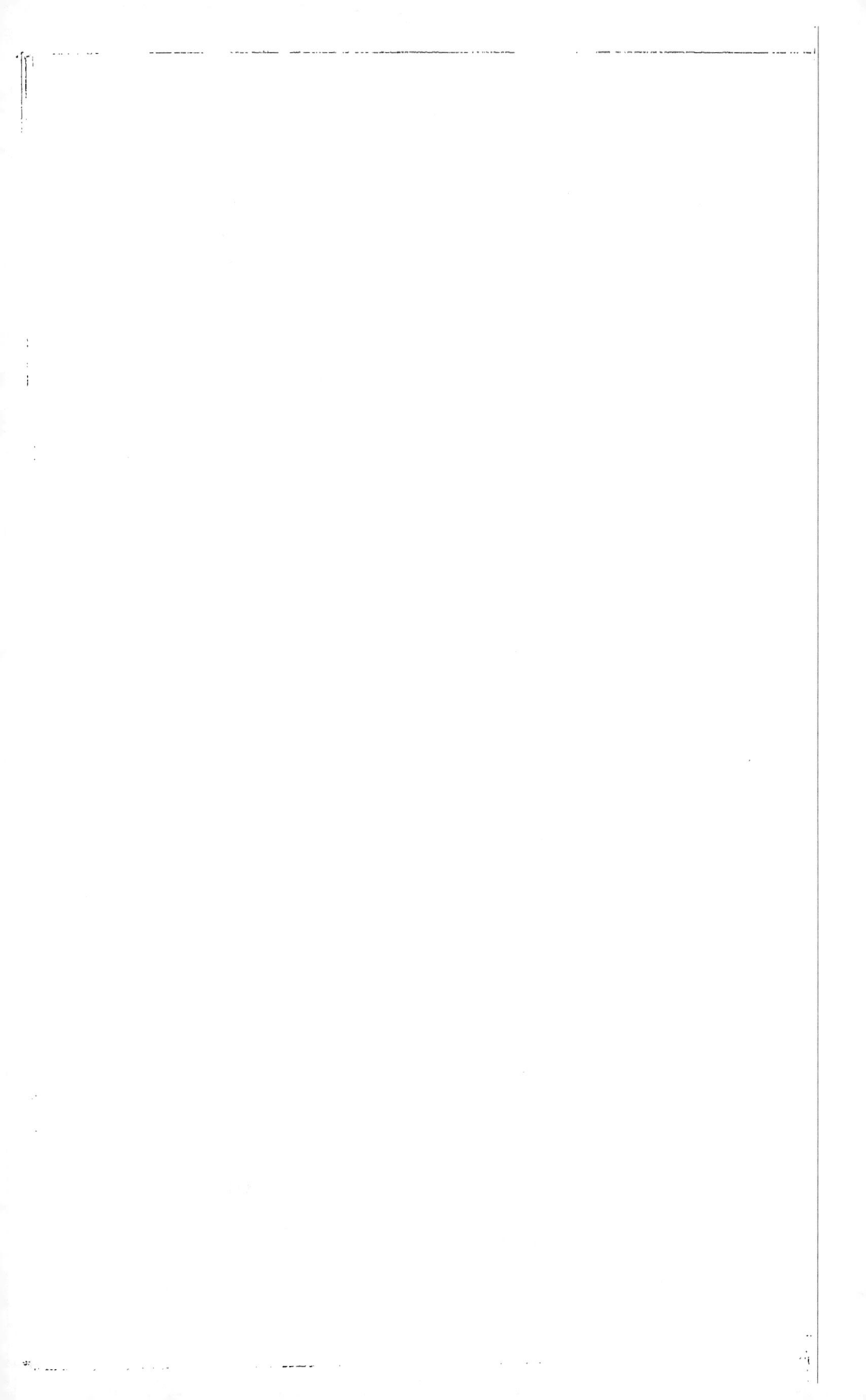

Autre question : la localisation des lésions rétiniennes et l'absence de toute transformation granulo-graisseuse des éléments anatomiques de la membrane nerveuse proviennent-elles de la *nature spéciale* de la cause (scarlatine sans altération profonde du tissu des reins), ou bien de la *date relativement récente de l'albuminurie* et de la rétinite qui en dépend ?

Comme l'expérience démontre que les rétinites qui sont sous la dépendance de la scarlatine et surtout de la grossesse peuvent guérir, même lorsqu'elles se sont répétées à chaque nouvelle grossesse, on est porté à penser que, de toutes les lésions rétiniennes caractéristiques de l'albuminurie, la moins grave est précisément celle qui réside uniquement dans le gonflement gangliforme des fibres nerveuses.

Tous ces points, pour être définitivement jugés, méritent sans doute de nouvelles recherches anatomo-pathologiques, aussi nous ne faisons que les signaler en passant. Toujours est-il qu'ici les plaques blanches disséminées observées à l'ophthalmoscope étaient entièrement dues à l'altération variqueuse des fibres nerveuses et non à une transformation granulo-graisseuse de plaques hémorrhagiques préexistantes, ainsi que cela avait été admis, par quelques auteurs, à une autre époque.

Les *reins* étaient en somme peu malades, et il n'y avait aucun des signes de la néphrite interstitielle. A part une légère hypertrophie du ventricule gauche et une certaine quantité de sérosité trouvée dans le péricarde, le cœur s'est montré normal. Le poumon était le siége d'une double pneumonie, mais, au point de vue des lésions oculaires, cette lésion doit être considérée comme purement fortuite, attendu que dans la grande majorité des rétinites néphrétiques le poumon reste hors de cause.

Nous n'en dirons pas autant de l'épanchement séreux abondant trouvé dans le crâne, attendu qu'il se pourrait bien qu'ici, aussi bien que dans des cas de rétinite albuminurique due à n'importe quelle autre cause, la filiation du processus

morbide fût la suivante : — Épanchement de sérosité dans le
crâne ; filtration du liquide le long de la gaîne des nerfs optiques et jusque dans la rétine, d'où macération et gonflement
variqueux des fibres nerveuses. Si d'autres lésions surviennent
ultérieurement dans le tissu de la rétine, telles que l'hyper-
plasie du tissu conjonctif et l'altération granulo-graisseuse
des éléments, elles seraient consécutives à la gêne de la nutrition produite par l'œdème. En admettant que les choses se
passent ainsi, la rétinite albuminurique rentrerait, au moins
en partie, dans la catégorie des *névro-rétinites par stase*. C'est
là une façon d'envisager la pathogénie de la rétinite albuminurique qui concorde avec cet autre fait noté par les auteurs, que
certaines névrites optiques *indépendantes de l'albuminurie*
peuvent revêtir un aspect ophthalmoscopique tellement identique que, sans l'examen général et l'analyse des urines, le
diagnostic *différentiel* devient impossible. Il ne serait donc
pas improbable qu'on arrivât à démontrer un jour que *la
rétinite albuminurique n'est autre chose*, au moins au début,
qu'un œdème rétinien, dépendant lui-même d'*un épanchement*
séreux arachnoïdien. Les taches apoplectiques, la sclérose
et l'altération graisseuse seraient des altérations concomitantes ou consécutives et qui, dès lors, pourraient manquer
tandis que l'œdème rétinien, caractérisé anatomiquement par
le gonflement variqueux des fibres (macération de celles-ci),
et ophthalmoscopiquement par la présence de plaques blanches, constituerait le fait primordial.

*Rétinite albuminurique. — Néphrite interstitielle, urémie,
intoxication saturnine préexistante.*

(PL. XXIII, FIG. 1, 2, 3)

OBSERVATION XIX. — Reffi (Oscar), âgé de trente-deux
ans, peintre en bâtiments, entre le 3 février 1877, service
de M. Ollivier.

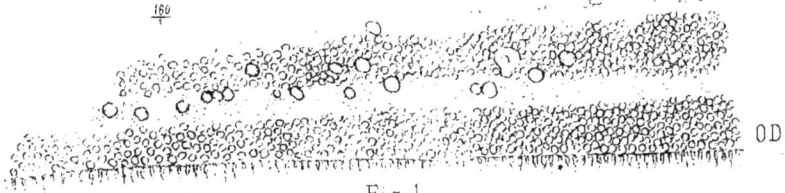

$\frac{160}{1}$

OD

Fig 1

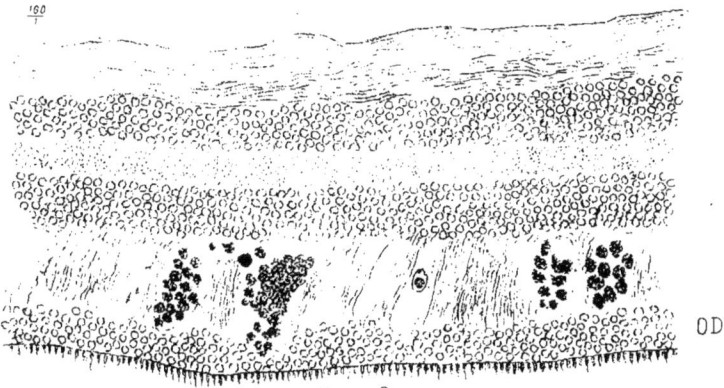

$\frac{160}{1}$

OD

Fig 2

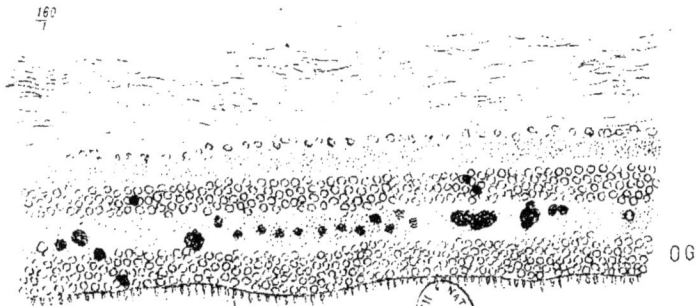

$\frac{160}{1}$

OG

Fig 3

Antécédents. — Son père, aussi peintre en bâtiments, est mort à l'âge de quarante-cinq ans de la rupture d'un anévrysme. Sa mère est encore vivante et bien portante. Pour notre malade, il n'a pas fait de grands excès alcooliques : souvent, et depuis surtout ces derniers temps, il buvait du lait le matin. Jamais il n'a eu la syphilis. En 1869, blennorrhagie avec orchite. Jamais il n'a eu de refroidissements, ni de douleurs rhumatismales. En 1872, il est entré à l'hôpital Lariboisière pour des coliques très-violentes ; il a eu en même temps un grand délire, car on a dû l'attacher. Il a été traité par des purgatifs et du soufre et a quitté l'hôpital au bout de onze jours.

A la fin de décembre 1876 il a éprouvé quelques douleurs dans le ventre ; à cette époque également il s'est aperçu que ses urines étaient chaudes, abondantes, occasionnant de la douleur en traversant l'urèthre. Cet état aurait duré environ un mois ; mais déjà son appétit aurait diminué et sa santé générale n'était plus très-bonne.

Le 2 janvier 1877 il est obligé de quitter son travail et de se mettre au lit par suite des douleurs plus violentes ; la constipation était devenue opiniâtre, il y avait une perte complète d'appétit. Il s'aperçoit aussi que son teint devient jaunâtre. Le médecin appelé le purge d'abord avec de l'huile de ricin, puis lui administre un vomitif. Malgré ce traitement le malade n'allait pas mieux ; de plus, il éprouva de l'oppression et une grande gêne dans la respiration ; c'est alors qu'il s'est décidé à entrer à Lariboisière.

3 février soir. — État actuel : le malade est haletant, la respiration est courte et fréquente, il a de plus une grande oppression. Les conjonctives sont légèrement colorées en jaune, la peau a une teinte terreuse.

En découvrant le malade, on trouve le ventre aplati, rétracté. Les douleurs existent surtout dans la région épigastrique ; la pression ne les exagère ni ne les diminue. La langue est épaisse et recouverte d'un gros enduit blanc jaunâtre. Les gencives sont déchiquetées sur leurs bords qui présentent une coloration noirâtre. Il n'y a pas de nausées ni de vomissements, mais une constipation opiniâtre.

Cœur. — Il bat dans le cinquième espace intercostal, à 5 centimètres au-dessous du mamelon, sur la même ligne que lui. Les battements sont très-forts.

L'auscultation permet de constater un bruit de souffle assez marqué, systolique et à la pointe.

Poumons. — Leur examen ne présente rien de particulier à noter.

Reins. — Les urines laissent déposer abondamment de l'albumine, soit par la chaleur, soit par l'acide nitrique.

Vision. — Le malade voit trouble depuis une quinzaine de jours, il ne peut plus lire facilement le journal.

On ne trouve aucune paralysie, ni du mouvement ni de la sensibilité.

Le pouls est fréquent, dur. Les artères présentent une dureté très-considérable.

4 février. — Épistaxis. Purgation avec 30 grammes d'huile de ricin. Injection de morphine sur l'abdomen.

5 février. — Épistaxis répétées. De nouveau 30 grammes d'huile de ricin, la purgation d'hier n'ayant produit qu'un effet très-faible.

6 février. — A cause de la grande quantité d'albumine, M. Ollivier prescrit le régime lacté.

7 février. — Le malade souffre moins. La dyspnée est beaucoup moins grande. La langue est toujours très-large, mais beaucoup moins sèche, la constipation tend à persister. Aujourd'hui et les jours précédents il a éprouvé des tressaillements non douloureux dans les membres supérieurs.

12 février. — Amélioration considérable ; mais une céphalalgie frontale qui existait depuis longtemps déjà persiste toujours. Elle est intermittente.

14 février. — Les urines, traitées par la chaleur, ne donnent qu'un faible nuage floconneux.

17 février. — Vives douleurs dans les masses musculaires de l'épaule, des bras, des jambes.

18 février. — Purgation avec deux verres d'eau de Sedlitz.

20 février. — Aujourd'hui les paupières inférieures et supérieures du côté gauche sont boursouflées par une abondante infiltration de sérosité. Sous le globe oculaire, autour de la cornée et surtout à la périphérie, on observe un véritable chémosis séreux. Le malade en est très-incommodé, et la pression exercée sur les paupières est des plus douloureuses. La langue est épaisse, recouverte à sa base d'un enduit jaunâtre.

L'examen des urines a dénoté de nouveau un très-abondant précipité d'albumine, aussi abondant que le premier jour de l'examen.

21 février — Le chémosis est sanguinolent.

22 février. — Le chémosis a encore augmenté. Les douleurs orbitaires et péri-orbitaires sont des plus vives. La paupière supérieure est rouge. La joue du même côté est le siège d'une bouffissure très-considérable.

Applications sur l'œil de compresses imbibées d'un liquide émollient. Trois sangsues à la tempe.

23 février. — Léger soulagement.

24 février. — Les douleurs sont devenues des plus vives, le malade pousse des plaintes; les paupières sont extrêmement rouges et gonflées. M. Panas, qui a examiné le malade, pratique l'iridectomie. Cette opération produit beaucoup de soulagement.

28 février. — Le chémosis persistant toujours, on a fait avec une lancette quelques scarifications.

29 février. — Nouveau soulagement. Le chémosis a beaucoup diminué, surtout à la partie supérieure. En bas, il y a toujours une saillie débordant la paupière correspondante, mais moins violacée.

2 mars. — Nouvelles scarifications sur ce qui reste du chémosis.

5 mars. — Langue épaisse, saburrale, nausées ; 30 grammes d'huile de ricin.

6 mars. — Deux selles, plus de nausées ; la langue est moins saburrale.

La malade se plaint toujours de tiraillements dans les bras, de crampes d'estomac ; mais il n'a plus de céphalalgie.

Le gonflement de la joue gauche, qui avait coïncidé avec le chémosis, a totalement disparu.

Les urines examinées ne présentent plus qu'un petit précipité d'albumine au fond de l'éprouvette. L'examen microscopique n'a permis d'y découvrir aucun cylindre. Cet examen a été fait à plusieurs reprises par M. Ollivier, et toujours les résultats sont restés négatifs.

11 mars. — Plus de douleurs dans les yeux ; légères traces de chémosis au-dessous de la cornée.

Langue un peu sèche. Constipation.

De plus, depuis deux ou trois jours le malade s'aperçoit d'une certaine faiblesse dans les muscles de la région postérieure de l'avant-bras. Des deux côtés le poignet est légèrement fléchi sur l'avant-bras, et il ne peut le relever. Il ne peut non plus étendre la première phalange sur la main. Ce sont surtout les doigts du milieu qui restent inertes.

Les mouvements du pouce sont conservés. Nous avons donc affaire à une paralysie incomplète des extenseurs. Inutile de faire remarquer que le long supinateur se contracte énergiquement.

16 mars. — Le malade a une grande dyspnée ; il est obligé, pour respirer, de se tenir assis sur son lit ; autrement il souffrirait. L'examen de la poitrine ne dénote absolument aucune lésion capable d'expliquer un pareil état.

Ventouses sèches sur la face postérieure de la poitrine.

18 mars. — La dyspnée, la gêne respiratoire, l'anxiété sont

extrêmes. Le malade est dans un état de malaise et de souffrance des plus cruelles.

Vésicatoire sur la région précordiale. Bromure de potassium, 1 gramme; injection de morphine, 20 gouttes.

19 mars. — Autrefois le malade rendait au moins 2 litres
d'urine. Depuis deux ou trois jours il en rend à peine 1 litre.
La température rectale n'est que de 37 degrés.

23 mars. — Le malaise, la dyspnée augmentent. Il y a
de l'œdème des malléoles et de la partie inférieure des
jambes. La face est extrêmement maigre. La peau est terreuse, l'œil égaré; la parole entrecoupée, souvent incom-
préhensible. La température rectale est encore plus abaissée
(36°,3).

Examen du cœur. — Pas de douleurs à la région précordiale,
ni spontanées, ni à la pression. Pas de déformation bien appréciable.

A la *palpation* on sent un frémissement dans la région péri-
cardiaque. Ce frémissement est entendu dans toute la région
du péricarde, aussi bien à la pointe qu'à la base, aussi bien
au moment du choc qu'au moment du retrait de la pointe.

La *percussion* permet de constater une matité de 7 centimètres carrés.

L'auscultation fait entendre un frottement rude avec deux
temps, aussi bien à la base qu'à la pointe, aussi bien à gauche
qu'à droite du sternum. Ce frottement est tout à fait semblable
au bruit du cuir neuf. Le pouls est plein, mou, dépressible;
langue sèche. La vessie est pleine et remonte jusqu'à l'om-
bilic; il y a donc un certain état de parésie de la vessie. Enfin,
disons qu'il y a du délire; le malade est agité et pousse des
plaintes toute la nuit.

24 mars. — Délire persistant, même état de souffrance. La
région épigastrique est saillante, bombée. Ceci tient à un certain état de paralysie du diaphragme. Température, 35 degrés.

25 mars. — Infusion de 4 grammes de jaborandi. Celui-ci
ne produit absolument aucun effet.

26 mars. — Délire, cris, plaintes, agitation et souffrance des plus considérables. Nouvelle infusion de jaborandi, 6 grammes. Aucun effet produit. La température est toujours basse (36°,3).

Le frottement a encore un timbre plus fort que les premiers jours. On l'entend sur les parties latérales et postérieures de la poitrine.

27 mars. — Nuit très-agitée. Ce matin nous trouvons le malade dans une espèce de coma.

Le soir il y a de nouveau de l'agitation.

30 mars. — Même état que les jours précédents. Extinction de la voix.

31 mars. — La voix est absolument éteinte.

1er avril. — Le malade paraît souffrir horriblement. Il se plaint d'un violent point de côté à droite.

En percutant on trouve de la matité à la base de l'un et l'autre poumon. Souffle broncho-pleurétique, surtout au niveau de l'angle de l'omoplate à gauche. A droite diminution du murmure vésiculaire à la base.

Mort le 2 avril à quatre heures du matin.

Autopsie. — Cavité thoracique. A l'ouverture on trouve que le poumon droit est refoulé à la fois contre le médiastin et le sommet par du liquide amassé à la base. Le poumon gauche est refoulé en haut.

Cœur. — A l'ouverture du péricarde on trouve que la surface extérieure du cœur est couverte de fausses membranes villeuses, ayant l'aspect d'une langue de chat; il en est de même pour la face interne du péricarde. Poids, 600 grammes. Le cœur gauche est extrêmement hypertrophié, et il refoule à droite la paroi ventriculaire droite. 13 millimètres d'épaisseur.

En faisant tomber de l'eau dans le ventricule celle-ci passe dans l'oreillette.

Poumon gauche. — Emphysème sur le bord antérieur. Congestion hypostatique à la base; en exprimant, liquide spumeux.

Poumon droit. — Recouvert de fausses membranes sur sa surface externe. Le lobe moyen adhère au supérieur. Congestion dans toute l'étendue, mais plus marquée à la base qu'au sommet. A ce même sommet un peu de sclérose autour d'un tubercule de la grosseur d'une noisette.

Reins. — La capsule est adhérente, cependant on peut la détacher tout entière; mais elle entraîne une portion de l'écorce. Surface légèrement granuleuse, présentant surtout des points pâles entourés d'un cercle vasculaire. En outre, on rencontre quelques kystes urinaires dont l'un, très-volumineux, se trouve dans le rein gauche. A la coupe on voit que la substance corticale a presque disparu. Ce qu'il en reste est très-pâle, et les pyramides sont elles-mêmes peu colorées. Le bassinet présente quelques légères sugillations sanguines.

Poids. — Rein gauche 160 grammes, rein droit 153 grammes.

Estomac. — Autour du pylore on observe trois petites ulcérations superficielles, ovalaires, détergées, jaunâtres.

Foie. — Poids, 1690 grammes; foie dur, résistant. On observe sur la face convexe du lobe droit une concrétion molle, grosse comme un pois, jaune au centre, verte à la périphérie.

Rate. — Poids, 70 grammes, à la coupe normale.

Cœur. — Les fausses membranes que l'on observe sur le cœur occupent toute la surface du péricarde viscéral, aussi bien en avant, en arrière, sur les côtés, à la base qu'à la pointe.

Paroi du ventricule droit 0,008. Rien d'anormal à l'orifice tricuspide. On ne peut introduire que deux doigts dans l'orifice mitral. Un peu d'épaississement du bord libre de la valvule mitrale. Circonférence de l'orifice mitral, 9 millimètres 1/2.

Valvules sigmoïdes aortiques saines. Aorte souple, plaques gélatiniformes à un 1/2 millimètre des valvules sigmoïdes de l'aorte; il en existe également un peu plus haut. Muscles papillaires très-hypertrophiés. Épaississement de la paroi ventriculaire, 23 millimètres.

Crâne. — Pas d'adhérences. Sur la partie inférieure du cerveau on observe près de l'extrémité des lobes antérieurs, sur la ligne médiane, une dépression irrégulièrement ovalaire, à grand diamètre antéro-postérieur de 4 centimètres, à diamètre transversal de 3 centimètres 1/2; dépression jaunâtre, limitée par un bord légèrement échancré. Cette dépression a détruit l'extrémité antérieure des lobes olfactifs; elle occupe l'un et l'autre *gyrus rectus;* coupée en deux portions inégales par la scissure inter-hémisphérique. La moitié droite s'avance plus près de l'extrémité antérieure du lobe frontal, dont elle n'est séparée que par 1 centimètre 1/2, que la moitié gauche qui reste distante de 2 centimètres.

Au niveau de l'extrémité externe de la partie directe de la scissure de Sylvius et sur sa lèvre inférieure, on observe une petite anfractuosité limitée par une surface jaunâtre.

Une autre anfractuosité de même volume et de même forme s'observe près de l'extrémité externe de la scissure gauche, toujours sur les circonvolutions qui bordent la lèvre inférieure de cette scissure.

L'examen ophthalmoscopique fait par M. Panas peu de temps après l'entrée du malade dans le service de M. Ollivier, avait démontré l'existence d'une double rétinite albuminurique.

A droite, des plaques blanches à peu près exclusivement.

Du côté gauche, aux plaques blanches s'ajoutaient, en grande quantité, de larges plaques hémorrhagiques. Tout le système des plaques environnait, sous forme de couronne, les deux papilles.

Les plus éclatantes de ces plaques couvraient la région de la macula.

Examen macroscopique des yeux. — *Œil droit.* — Nom.

breuses plaques blanches, surtout au pôle postérieur autour de la papille. Le corps vitré est transparent, la papille gonflée; nulle part de plaques hémorrhagiques visibles à l'œil nu : l'œil avait macéré dans la liqueur de Müller.

Examen microscopique (fig. 1, pl. XXIII). — On voit de haut en bas les diverses couches de la rétine disposées normalement. Toutes les lésions se trouvent concentrées dans les deux couches granuleuse interne et intergranulaire. Ces lésions se caractérisent par de gros globes brillants, réfractant vivement la lumière et bordés d'une ligne sombre. Leur volume est variable; les uns sont situés dans l'épaisseur même de la couche granulée interne, d'autres, à la surface externe de celle-ci, et d'autres, en plus grand nombre, dans la couche intergranulaire.

La figure 2 a été prise sur le même œil; la coupe, colorée d'abord par la purpurine, fut exposée pendant quelques minutes à l'action de l'acide osmique. Ici on voit nettement que toutes les couches de la rétine sont saines. Seule la couche intergranulaire est le siége d'altérations graves. Ces altérations consistent dans une augmentation d'épaisseur de la couche, et dans l'existence de larges vacuoles remplies d'une grande quantité des globes transparents précédemment indiqués et colorés en noir par l'action de l'acide osmique, preuve que ce sont des amas graisseux. Il est en outre à noter que la totalité de cette couche offre un aspect fortement strié, analogue à celui que nous avons signalé pour la rétine de l'observation précédente.

Œil gauche. — Cet œil fut placé directement dans l'acide osmique. C'est celui qui, pendant la vie, avait présenté les plaques hémorrhagiques et qui avait subi l'iridectomie.

A la section on trouve le corps vitré rempli de sang : ce qui doit être attribué soit à une hémorrhagie survenue dans les derniers jours après l'iridectomie, soit aux accidents glocomateux qui avaient rendu cette opération nécessaire. Il

faut se rappeler à ce propos que l'individu avait eu des épistaxis répétées.

Une coupe faite sur cet œil, figure 3, démontre que
les lésions sont identiques à celles de la figure précédente,
et que l'acide osmique a exercé la même action sur les globes
graisseux. La seule différence, c'est qu'ici la striation et l'augmentation de volume de la couche intergranulaire font défaut.
On distingue avec une grande netteté une simple couche de
cellules ganglionnaires, tandis que dans la figure 2 ces cellules se trouvent superposées en grand nombre ; preuve que
la figure 2 représente la coupe d'une plaque blanche bien
plus voisine de la macula que ne l'est celle appartenant à la
figure 3.

Remarques. — Contrairement à l'observation précédente,
il s'agit ici d'une rétinite liée à une albuminurie de vieille
date et dépendant d'une néphrite interstitielle.

Il serait impossible de préciser l'époque exacte du début de
la double rétinite dont l'individu était atteint. Celui-ci, lors
de son entrée à l'hôpital, faisait remonter, il est vrai, son
trouble visuel à quinze jours seulement, mais qui ne sait que
la rétinite albuminurique peut exister depuis longtemps déjà,
sans que le malade, surtout s'il s'agit d'un ouvrier qui lit et
écrit peu ou pas du tout, se plaigne sérieusement de sa vue.
Ce qui est certain, c'est que cet individu, saturnin et atteint
d'une néphrite interstitielle, devait être albuminurique depuis
longtemps, et que dès lors sa double rétinite était loin de se
montrer à nous à son début.

Les altérations microscopiques de la rétine étaient ici
tout autres que chez l'individu de notre première observation.
Sur aucune des nombreuses coupes examinées au microscope, nous n'avons vu de lésion des fibres nerveuses ni des
couches plus profondes jusqu'à la granuleuse interne. C'est à
partir de cette dernière couche et principalement dans la
couche intergranulaire et dans la couche externe des grains

qu'on voyait la *dissociation des fibres de soutènement*, et l'accumulation au milieu de celles-ci d'éléments graisseux rendus noirs par l'action de l'acide osmique.

Pour expliquer cette particularité, deux hypothèses se présentent à l'esprit : ou bien, que les varicosités des fibres nerveuses et l'œdème caractéristique du début ont eu le temps de se dissiper, alors que l'altération graisseuse des grains subsiste seule ; ou bien, que les susdites lésions n'ont jamais existé, et que la maladie a commencé par s'attaquer aux couches des grains et y est restée cantonnée. On aurait ainsi un type de rétinite néphrétique *profonde,* par opposition à notre cas de rétinite scarlatineuse albuminurique qui constituerait une rétinite *superficielle*. En d'autres termes, la première aurait pour siège le voisinage des éléments rétiniens profonds, ou de perception, tandis que la dernière s'attaquerait surtout aux éléments conducteurs.

Nous avouons que, vu l'intégrité absolue des éléments rétiniens, autres que les grains, il nous est difficile d'admettre que ceux-ci aient pu être sérieusement malades à une époque antérieure, bien que la chose se conçoive à la rigueur, si l'on admettait une simple altération œdémateuse des fibres nerveuses.

Il n'est pas non plus inutile d'ajouter une dernière remarque, à savoir : que dans l'observation que nous devons à l'obligeance de notre collègue, M. Ollivier, l'absence d'altération variqueuse des fibres optiques de la rétine a coïncidé avec l'absence de toute suffusion séreuse dans le crâne.

X. — DÉCOLLEMENT KYSTIQUE DE LA RÉTINE

(Pl. XXIV, fig. 1, 2, 3, 4.)

Observation XX. — Boudet (Rosine), vingt-trois ans, entre le 5 septembre, salle Sainte-Marthe, n° 15. L'œil droit a toujours été sain; du côté gauche, elle a eu, à l'âge de dix ans, des mouches volantes et la sensation d'un arc-en-ciel autour des objets éclairés. Il y a quatre ans elle a éprouvé quelques douleurs de tête. Elle a eu des épistaxis, et la vue a commencé à se troubler. La perte de la vision a commencé par la partie interne et inférieure du champ visuel. Depuis le mois de novembre 1875 la vue est totalement abolie. Pas de douleurs intra-orbitaires; quelques douleurs sus-orbitaires à gauche, mais peu intenses. Pas d'injection de la conjonctive; l'iris est normal, la pupille se dilate facilement. Le champ pupillaire présente, en arrière du cristallin, une masse jaunâtre globuleuse et *absolument fixe*, visible en partie par l'éclairage direct. A sa surface se trouvent des points plus brillants et quelques vaisseaux rétiniens. On constate de plus un piqueté rougeâtre qui semble se rapporter à une vascularisation propre de la tumeur, aussi nous arrêtons-nous au diagnostic de décollement rétinien par sarcome de la choroïde. Énucléation de l'œil gauche le 21 septembre. La malade sort guérie le 8 octobre.

Étude macroscopique. — On enlève, à l'aide d'une section circulaire passant en arrière de l'iris et du cristallin, la calotte antérieure de l'œil, comprenant toute la cornée et une petite portion de la sclérotique. La pièce, examinée de face (pl. XXIV, fig. 1, grandeur naturelle), fit voir que l'intérieur de l'œil

Pl. XXIV

Fig 1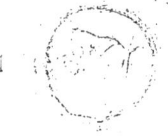

Fig 2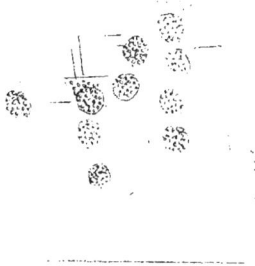

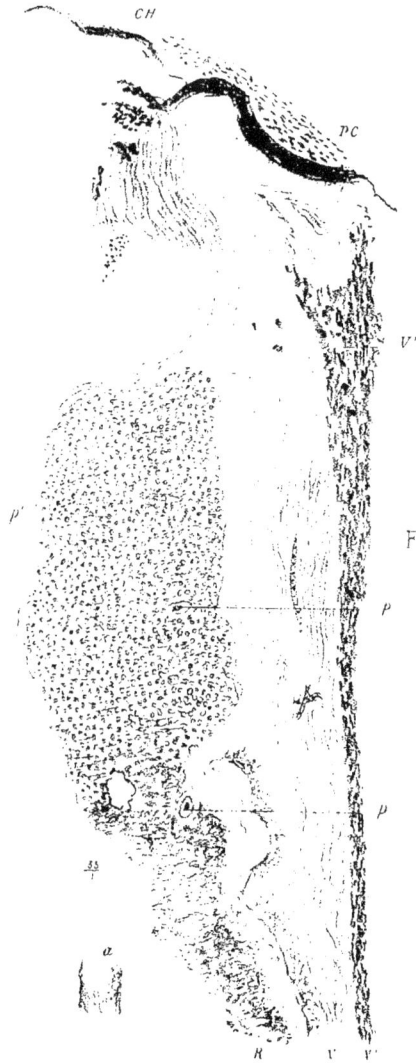

Fig. 4.

Fig 3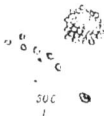

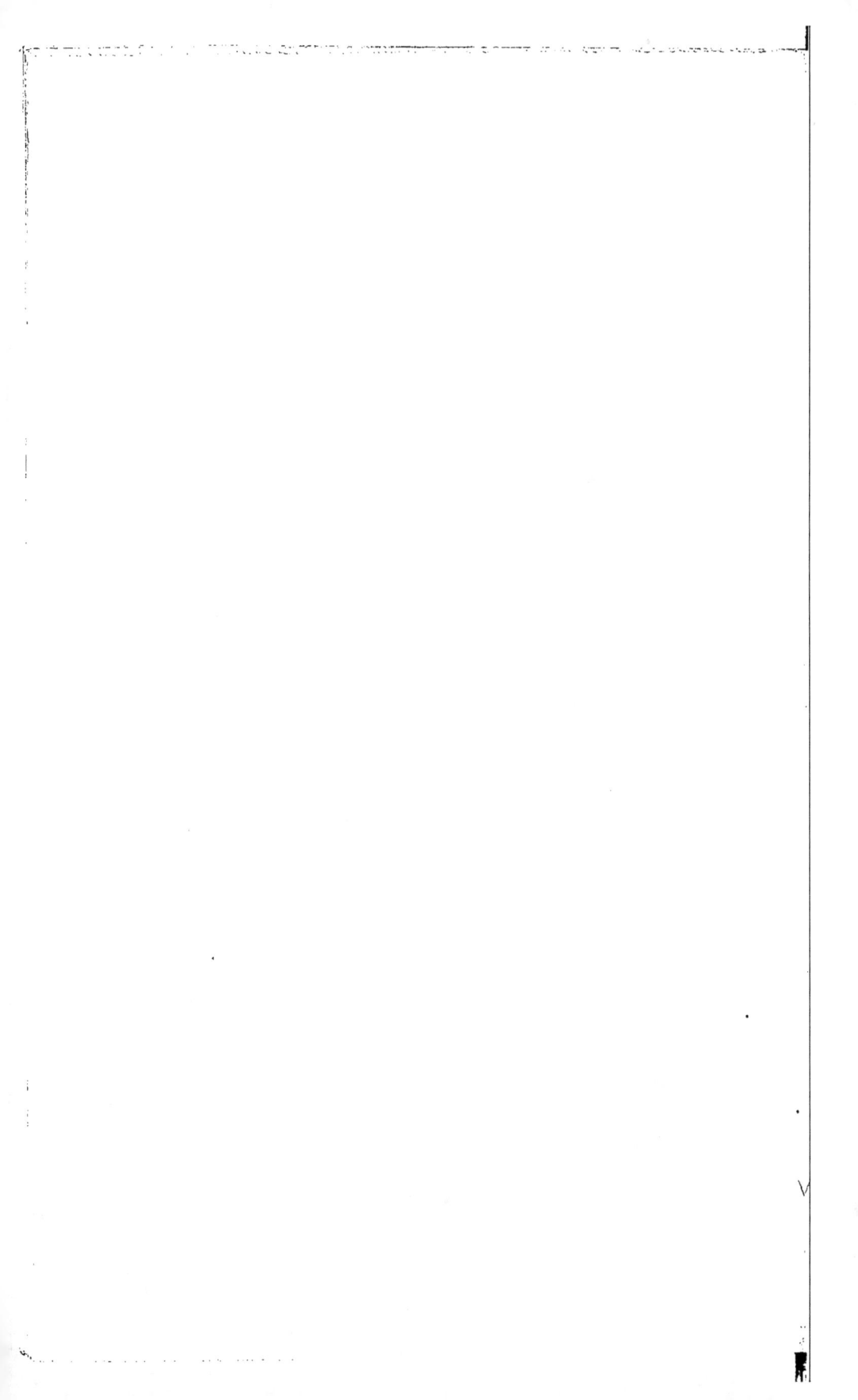

se trouvait rempli par une masse kystique, lobulée à la surface, plus transparente sur l'une des moitiés, opalescentes
et comme lactescente sur l'autre, et offrant çà et là un pointillé d'un blanc crayeux. Il y avait des vaisseaux rectilignes
partant d'un centre et rappelant tout à fait ceux de la rétine.
De plus, il y avait des plaques d'un rose tendre formées par des
touffes de tout petits vaisseaux. L'ensemble de cette production représentait à l'œil nu l'apparence d'une poche hydatique, si bien que nous nous sommes demandé un instant si
nous n'avions pas affaire à une semblable production morbide. Il est à noter que la poche en question était si fortement
distendue par le liquide qu'elle ne jouissait d'aucun mouvement de fluctuation, ce qui explique comment, pendant
l'examen ophthalmoscopique, on n'avait aperçu qu'une masse
en apparence solide.

Une piqûre faite à la poche fit sortir de son intérieur un
liquide transparent légèrement citrin, qui, étant examiné immédiatement au microscope, permit de constater la présence
d'une grande quantité de cholestérine et de globes arrondis
granuleux, de nature phosphatique, analogues à ceux qui ont
été décrits par M. Poncet, dans le synchisis étincelant
(fig. 2 et 3).

La poche était constituée en avant par la rétine décollée en
totalité et fortement épaissie, et en arrière par la choroïde
restée en place.

La membrane kystique, après macération dans la liqueur
de Müller, et solidification dans la gomme et l'alcool,
nous permit de faire des coupes d'ensemble sur lesquelles
nous pûmes constater (fig. 4) ce qui suit. L'ensemble de
la rétine se trouve considérablement augmentée de volume
et d'épaisseur, ainsi qu'on peut s'en convaincre en comparant
cette figure avec une coupe de rétine normale que nous avons
placée tout à côté (en *a*). La figure 4, en effet, présente trois
couches qu'on distingue fort bien l'une de l'autre, la pièce
étant colorée par le carmin. La couche postérieure *r*, d'un

aspect granuleux, est évidemment constituée par la rétine profondément altérée et dont le volume augmenté d'un point à un autre, ainsi qu'on peut le vérifier en procédant de bas en haut. La rétine semble exclusivement constituée par du tissu fibreux qui prédomine dans les endroits minces de la préparation, tandis que dans les parties les plus épaisses on observe un amas de grains rappelant ceux de la rétine fortement hypertrophiés, *r'*. Ils ont en effet le même aspect, et comme eux se colorent très-fortement par le carmin. Çà et là on y observe de *grands espaces* vides, sorte de vacuoles sans parois propres, ainsi que la coupe de gros vaisseaux dont les parois semblent épaissies. Nulle part on ne retrouve de membrane limitante, et seul l'aspect régulièrement ondulé permet de délimiter en avant le tissu rétinien altéré d'avec le tissu de nouvelle formation, *v, v'*. Ce dernier tissu est intimement appliqué et comme confondu avec la rétine, sauf sur certains points de la préparation, comme par exemple, entre *r* et *v* sur la figure. Cette séparation se voyait d'ailleurs beaucoup plus nettement sur d'autres préparations. Les éléments qui constituent ce tissu sont : 1° des éléments embryoplastiques en grand nombre et en voie de transformation conjonctive pour la plupart; 2° du tissu conjonctif fasciculé disposé en couches. Le long de sa face antérieure, ce tissu se colore très-fortement en rouge par le carmin, en *v'v'*, ainsi qu'à sa face postérieure *v*, mais seulement dans les endroits où il y a une séparation entre ce tissu et le tissu rétinien ; 3° des vaisseaux en très-grand nombre, situés principalement dans l'intervalle des deux couches fibroïdes antérieure et postérieure : on en voit deux représentés sur la figure, *pp;* 4° des granulations pigmentaires disséminées aussi bien dans ce tissu que dans le tissu altéré de la rétine. Le long de la surface antérieure de la préparation on aperçoit une série de grains pigmentaires très-fins, qui proviennent sans doute de la couche uvéale de l'iris.

Ajoutons en terminant que, sur les parties latérales de la préparation, on voyait une adhérence intime, aussi bien de la rétine que du tissu nouveau, avec les procès ciliaires P,c. Par contre, la choroïde *ch*, restée en place, n'offrait aucune connexion avec le tissu nouveau, et, sauf une augmentation considérable de sa couche pigmentaire, elle ne présentait pas d'altérations.

Remarques. — L'altération kystique de la rétine, indiquée par Henle, ainsi que par Blessing et par Schultze, comme très-fréquente dans la portion équatoriale de la rétine, n'est véritablement bien connue que depuis les recherches histologiques d'Iwanoff (1).

D'après ce dernier auteur, le siége de prédilection de cette altération se trouve dans les couches granuleuses interne et externe.

Les cavités de la couche granuleuse externe atteignent parfois de grandes dimensions et sont remplies d'un liquide séro-albumineux. Iwanoff les décrit sous le nom de *kystes colloïdes* de la rétine. En pareil cas, il a toujours trouvé la rétine décollée; aussi l'auteur pense que cette affection a dû être souvent confondue, à l'ophthalmoscope, avec le décollement simple de la rétine.

Dans le cas qui nous est propre la surprise a été toute autre. En nous fondant sur le reflet jaune ambré de la masse; sur la présence de plaques blanches et comme crayeuses disséminées à sa surface; sur l'existence d'une vascularisation propre indépendante du trajet et de la disposition des vaisseaux de la rétine décollée; enfin, sur le manque absolue de mobilité et de fluctuation, ou, pour mieux dire, de trémulation de la masse morbide, nous avons été conduit à diagnostiquer à tort une tumeur solide sousrétinienne.

(1) *Arch. f. Ophthalm.*, Band XV, abth. 1-5, 102.

On voit, d'après cela, que le signe d'une *vascularisation propre*, considéré par Brière et MM. Sichel comme pathognomonique d'un sarcome choroïdien n'est pas toujours certain, pas plus que le signe tiré de la fixité de la masse. Par contre, nous savons maintenant que des kystes rétiniens avec décollement peuvent parfaitement revêtir ces deux caractères, et ce n'est sans doute qu'en se fondant sur la longue durée de l'affection (ici treize ans), qu'on pourrait arriver à poser le diagnostic de kystes rétiniens, plutôt que celui de sarcome choroïdien, dont la marche est infiniment plus rapide, outre qu'il s'accompagne de douleurs, et d'une réaction, tant locale que sympathique, beaucoup plus vives.

Le manque de mobilité de la production n'indique pas *nécessairement*, avons-nous dit, qu'il s'agit d'un *décollement* rétinien. Au fait qui précède nous pourrions ajouter celui d'un petit garçon de *trois* ans, chez lequel une masse blanche absolument *fixe* et miroitante, placée dans l'humeur vitrée, nous fit diagnostiquer, ainsi qu'à un autre confrère spécialiste, *un gliome de la rétine*, et nous conduisit tous deux à proposer l'énucléation du globe. — La dissection de cet œil nous démontra que nous nous étions trompés, et qu'il s'agissait là d'un *décollement total* de la rétine. Celle-ci, chiffonnée et comme ratatinée, se trouvait appliquée contre la face postérieure du cristallin, auquel elle adhérait, ainsi que les restes du corps vitré transformé en tissu connectif. — La choroïde, tout à fait saine, était restée en place, et entre elle et la rétine décollée, un liquide jaune citrin albumineux se trouvait interposé. — D'après l'affirmation de la mère de l'enfant, le miroitement blanc de la pupille remontait à la naissance. Nous avions donc affaire ici à un décollement rétinien survenu pendant la vie intra-utérine, et cela sous l'influence d'une cause que nous avouons ignorer complètement.

Lorsqu'on songe à la fréquence du gliome rétinien chez

les enfants en bas âge, on ne saurait être étonné d'apprendre que des erreurs de diagnostic de ce genre, tenant d'ailleurs à la similitude des symptômes, aient été commises beaucoup plus souvent qu'on ne le croit en général. — Pour notre compte, nous croyons faire chose utile en signalant la possibilité de pareilles erreurs.

XI. — NÉVRITE OPTIQUE DOUBLE

AVEC DÉGÉNÉRESCENCE DU CHIASMA, PRODUITE PAR SYPHILOME
DU CERVEAU

(PL. XXV, FIG. 1, 2.)

OBSERVATION XXI. — Gérand, Alexandre, âgé de trente ans,
entre salle Saint-Ferdinand *bis*, n° 10, le 4 avril 1876.

Antécédents syphilitiques datant de quatre ans.

Chancre induré. Plaques muqueuses à la gorge et à l'anus ;
les accidents secondaires ont duré deux ou trois mois. Traitement par le mercure et l'iodure de potassium pendant un
mois seulement.

Le malade nous dit que le 22 mars dernier, en travaillant,
il a senti des douleurs de tête très-violentes qui avaient commencé déjà depuis deux ou trois jours.

En même temps, la vue était troublée, mais cependant un
peu mieux conservée du côté droit. Pendant trois ou quatre
jours, la vue a continué à s'affaiblir. Il est entré à l'hôpital le
4 avril ; à ce moment, il pouvait à peine se conduire.

A l'ophthalmoscope on constate que les papilles sont gonflées, œdematiées, avec des vaisseaux veineux volumineux et
tortueux (*Stauungs-papille*). On prescrit de l'iodure de potassium à 2 grammes par jour et des frictions mercurielles,
mais sans amélioration aucune.

Le 27 avril le malade est pris subitement de délire, de
faiblesse très-grande des jambes, et il tombe plusieurs fois.

Douleurs cervicales ; stomatite mercurielle, la gorge est
rouge, ulcération sur le pilier gauche, embarras de la parole,
somnolence. On constate que la papille est rouge surtout à
gauche. Mort le dimanche 30 avril 1876, à 5 heures de l'après-
midi. C'est le jeudi matin, après examen ophthalmoscopique,
que le malade commence à présenter du délire. Il a eu le ven-

Pl. XXV.

Fig. 2

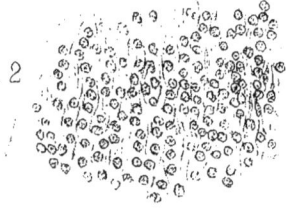

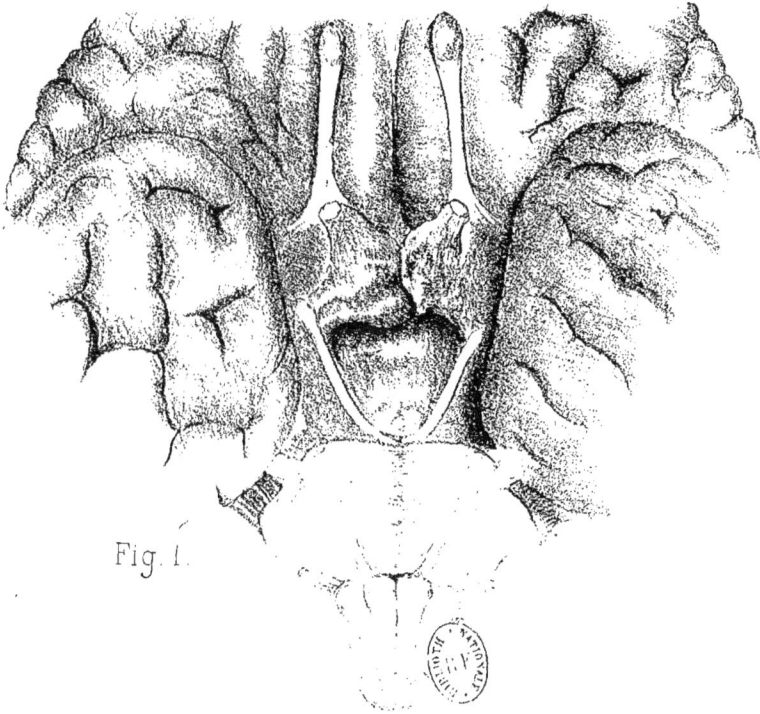

Fig. 1.

dredi et le samedi de l'incontinence d'urine et des matières fécales. Les urines examinées ne contiennent ni sucre, ni albumine.

Autopsie. Rien dans les viscères, sauf congestion hypostatique du lobe postérieur des poumons.

Cerveau. Congestion veineuse de toute la surface de l'encephale, peu de liquide dans la cavité arachnoïdienne, cerveau mou. Nerfs optiques volumineux, surtout celui du côté droit; ils sont englobés, ainsi que le chiasma, par une masse sarcomateuse qui proémine dans la cavité du troisième ventricule. Diamètre antéro-postérieur de la tumeur, 3 centimètres; diamètre vertical, 2 centimètres; diamètre transversal, 16 millimètres. A gauche, à la partie antérieure de la tumeur, entre le pédoncule du corps calleux et la première circonvolution frontale antéro-postérieure, on trouve un ramollissement jaune claire de la substance blanche de la circonvolution qui limite le corps calleux, et de la circonvolution du lobe frontal. La coupe de la tumeur elle-même offre deux teintes distinctes, rouge et jaune lardacée. La partie intraventriculaire est ramollie.

Sur la figure 1, pl. XXV, grandeur naturelle, on voit la disposition de la tumeur qui est lobulée et qui, de l'extrémité postérieure du sillon interlobaire, s'étend en arrière jusqu'au contact des tubercules mamillaires et de la racine apparente de la troisième paire.

Les nerfs optiques étaient dégénérés non-seulement dans toute la région du chiasma, mais aussi dans l'étendue de 8 à 9 millimètres à partir du chiasma et dans la direction de l'orbite, c'est-à-dire jusqu'à l'entrée des nerfs dans le trou optique.

Une coupe histologique du tissu morbide, dont la consistance était mollasse, après durcissement dans la liqueur de Müller, puis dans la gomme et l'alcool, a permis de constater, ainsi qu'on le voit sur la figure 2, que la totalité de la masse était constituée par une grande quantité de cellules rondes embryo-plastiques (290 diamètres) dont quelques-unes avaient de la tendance à s'allonger pour devenir fusiformes ; toutes ces cellules étaient contenues dans un fin réticulum de tissu conjonctif. Sur différentes préparations, nous avons constaté la présence de vaisseaux qui n'ont pas été représentés ici.

Pl. XXVI.

Fig 1

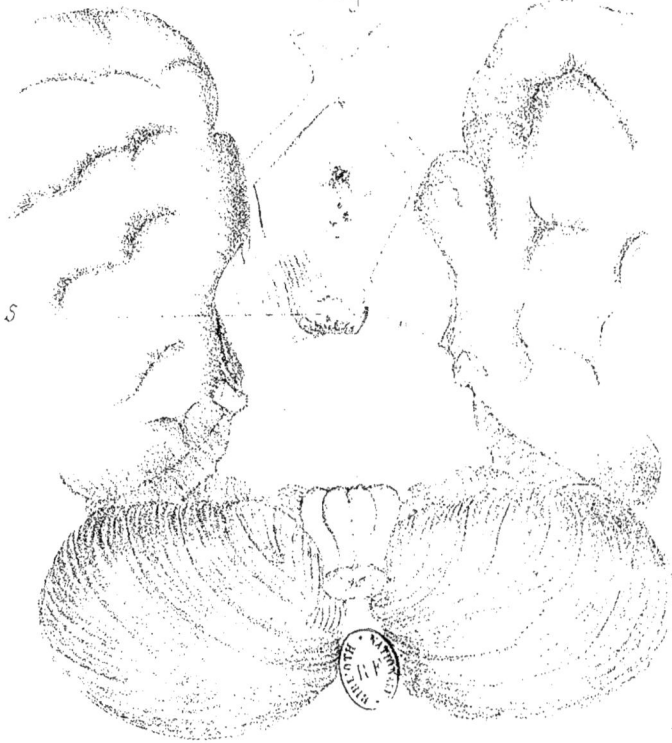

S

XII. — ATROPHIE DES NERFS OPTIQUES

OCCASIONNÉE PAR TUMEUR SARCOMATEUSE OU TUBERCULEUSE DE
LA BASE DU CERVEAU AYANT COMPRIMÉ AUSSI LES DEUX
OCULO-MOTEURS.

(PL. XXVI, FIG. 1)

OBSERVATION XXII. — Perraut (François), cinquante ans,
fumiste, entré le 27 novembre 1870, salle Saint-Augustin *bis*,
service de M. Siredey.

Renseignements très-incomplets sur l'état antérieur du
malade, et qui ne concordent pas avec ceux recueillis par
les personnes de son entourage depuis son séjour à l'hôpital.
Il dit qu'il a commencé à tousser et à cracher depuis quelques mois seulement. Quant à la date de l'affaiblissement
de la vue, il ne peut la préciser. Il n'a pas de trouble dans
la marche et peut se promener assez facilement pourvu qu'on
le conduise. Pas de phénomènes ataxiques. Au moment de
son entrée à l'hôpital, sa vue était déjà très-faible. Depuis
plusieurs mois déjà il a du strabisme *divergent* double. Les
globes oculaires sont à peu près immobiles et ne possèdent
que de très-légers mouvements oscillatoires.

Il y a chute des deux paupières supérieures et le malade
ne peut les écarter volontairement; il n'y a cependant ni
spasmes, ni contractions.

Les deux pupilles sont inégales. La droite présente un diamètre double environ de celui de la gauche et elles sont
insensibles à l'action de la lumière.

Le malade a cependant encore la notion du jour et de la
nuit, et il distingue assez bien les gros objets interposés entre

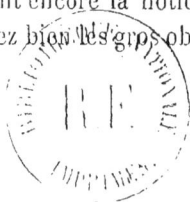

la lumière et lui. Depuis deux ou trois jours seulement il se plaint de souffrir pendant la nuit; mais il a en même temps des sueurs qui tiennent à la tuberculose; de sorte que ce symptôme ne peut guère être mis sur le compte de la tumeur cérébrale; il a des signes très-nets de phthisie pulmonaire. En arrière, submatité aux deux sommets, plus marquée à droite. Expiration soufflante mêlée de craquements fins, plus accusés, humides dans les efforts de toux.

En avant, sonorité très-diminuée à gauche, où l'on entend des râles sous-crépitants nombreux.

A droite, respiration un peu rude.

Amaigrissement marqué.

Il dort presque toujours, vingt-deux heures sur vingt-quatre, au dire de l'infirmier; lui-même prétend que non, qu'il ne dort pas la nuit; mais les voisins affirment qu'il se réveille en sursaut et avec des idées délirantes. Il prétend n'avoir pas de cauchemars et n'avoir jamais fait d'excès alcooliques. Point de traces de syphilis.

Un peu de diminution de l'ouïe du côté gauche; mais pas d'autre paralysie. Point d'insensibilité de la peau ni de la conjonctive.

L'examen ophthalmoscopique, fait par M. Panas sur la demande de M. Siredey, révèle une atrophie très-prononcée des deux papilles qui sont blanches.

Examen macroscopique (pl. XXVI). — Dimensions de la tumeur : diamètre antéro-postérieur, 24 millimètres; — transversal, 21 millimètres; — hauteur, 20 millimètres.

Cette tumeur, qui siège dans l'espace interpédonculaire, tout à côté de la protubérance, offre une couleur grisâtre, ou gris rougeâtre; sa partie apparente, qui est lisse, mesure d'avant en arrière 1 centimètre et demi, et transversalement 12 millimètres. Elle n'est pas exactement médiane et se prolonge dans l'épaisseur du pédoncule cérébral droit qu'elle soulève dans son étage inférieur.

Le nerf oculo-moteur gauche se trouve comprimé dans son origine pédonculaire. Quant à celui du côté droit *S*, très-réduit de volume, il semble naître du sommet même de la tumeur.

Une coupe médiane et antéro-postérieure de tout l'encéphale permet de constater que la masse néoplasique se prolonge en haut jusqu'au plancher du ventricule latéral, dont elle reste séparée par le trigone cérébral.

Le bulbe, la protubérance, ainsi que tout le quatrième ventricule, ne sont pas atteints par la tumeur. L'aqueduc de Sylvius, ainsi que le troisième ventricule, sont également libres. Seule, l'extrémité antérieure de la tumeur proémine dans le troisième ventricule.

La tumeur soulève en partie le pédoncule cérébral, mais seulement dans sa partie profonde.

A la coupe le tissu de la tumeur paraît blanc, de consistance assez dure, sans avoir cependant la consistance des tumeurs fibreuses.

L'examen histologique démontre qu'il s'agit d'un amas de cellules embryoplastiques rondes et généralement petites, entremêlées de cellules fusiformes et de fibrilles conjonctives.

En un mot, la structure de cette tumeur est identique à celle de la planche XXV, figure 2.

Remarques. — La fréquence des tumeurs de la base du cerveau est bien connue de tous; et si l'on continue à discuter encore, c'est sur la structure intime et partant sur la nature de ces néoplasmes.

Il ne faudrait pas croire, en effet, qu'il suffit toujours d'en pratiquer des coupes et de les examiner sous le champ du microscope, pour décider s'il s'agit d'une variété de tumeur plutôt que d'une autre. A l'appui de cette vérité, nous pourrions prendre à témoin l'aspect histologique identique des deux tumeurs que nous venons de citer, et qui pourtant ne sauraient être de la même nature. Les antécédents, les lésions concomitantes et la marche des accidents diffèrent essentiellement dans les deux cas.

Le premier de ces malades (Gérand) était manifestement *syphilitique;* le second (Perrault) se trouvait sous le coup d'une *tuberculose pulmonaire* avancée.

Chez le premier, la *néoplasie* a suivi une marche galopante, aussi a-t-elle provoqué une *névro-rétinite par stase* (papille étranglée).

Chez le second, au contraire, la marche a été plus lente et l'ophthalmoscope permit de constater une *double atrophie papillaire.*

Cette difficulté d'un diagnostic histologique entre les sarcomes proprements dit, les gliomes, les syphilomes, et certaines tumeurs tuberculeuses du cerveau, a d'ailleurs frappé les auteurs les plus compétents, parmi lesquels nous citerons Rindfleisch, Wagner et Virchow.

Toutes ces productions morbides sont en effet constituées presque en entier de noyaux et de cellules rondes que sépare tantôt une substance homogène, tantôt un tissu conjonctif fibrillaire. C'est donc, nous le répétons, bien plus à l'aide des commémoratifs et des lésions concomitantes que par des caractères histologiques définis qu'on arrive le plus sûrement à différencier ces tumeurs entre elles.

Quoi qu'il en soit, voici certaines particularités anatomiques qui, d'après les auteurs déjà cités, peuvent servir à établir une distinction entre les sarcomes, le tubercule et le syphilome.

D'après Rindfleisch, la tumeur tuberculeuse diffère du sarcome en ce que l'écorce, ou ce qu'il appelle la zone d'accroissement, bien qu'en apparence identique, se trouve constituée dans le premier cas par des amas de granulations miliaires rappelant celles des méninges et des poumons, et dans le second par des cellules embryoplastiques entremêlées de fibrilles conjonctives. Ajoutons que le tubercule, très-pauvre en vaisseaux, peut s'incruster de sels calcaires, ou subir l'altération caséeuse, ce qui n'a jamais lieu pour le sarcome.

Le syphilome, qui occupe de préférence les circonvolutions, les corps opto-striés, ou la protubérance, se distinguerait, d'après Virchow, par les caractères que voici : délimitation moins nette, la tumeur se continuant insensiblement avec les parties saines; altération caséeuse, seulement en partie. Disons, toutefois, que Virchow considère lui-même ces caractères comme étant insuffisants pour permettre de distinguer le syphilome des sarcomes et des gliomes, en dehors des commémoratifs et des autres accidents syphilitiques concomitants. Wagner, de son côté, pense que la confusion est quelquefois facile entre les tubercules cérébraux et les gommes syphilitiques de l'encéphale.

Pour revenir aux deux cas qui nous sont propres, nous pensons que notre premier malade est un exemple incontestable de syphilome basilaire, tandis que, pour notre second malade, nous hésiterions à nous prononcer entre le sarcome véritable et le tubercule. La coexistence d'une phthisie pulmonaire plaide, il est vrai, en faveur de cette dernière hypothèse; mais, d'autre part, rien ne s'oppose à ce que le malade, devenu tardivement phthisique, ait pu avoir antérieurement un sarcome de l'espace interpédonculaire, ayant comprimé les deux oculo-moteurs et entraîné plus tard une altération atrophique des deux nerfs optiques, soit par stase, soit par névrite descendante.

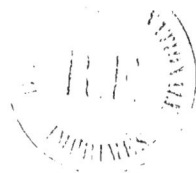

FIN

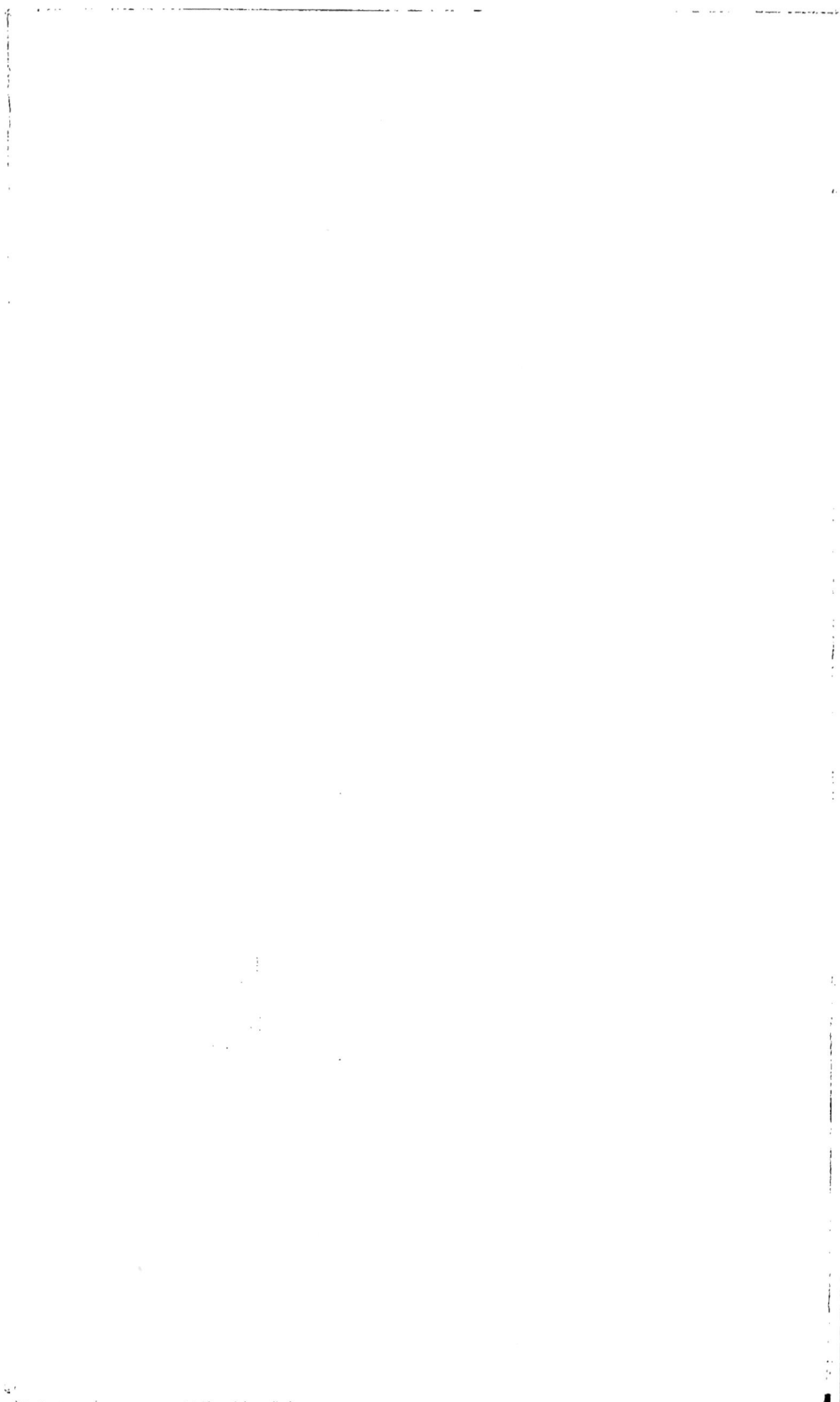

TABLE DES MATIÈRES

FIN DE LA TABLE DES MATIÈRES

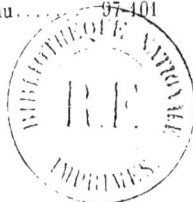

PARIS. — IMPRIMERIE EMILE MARTINET RUE MIGNON, 2.

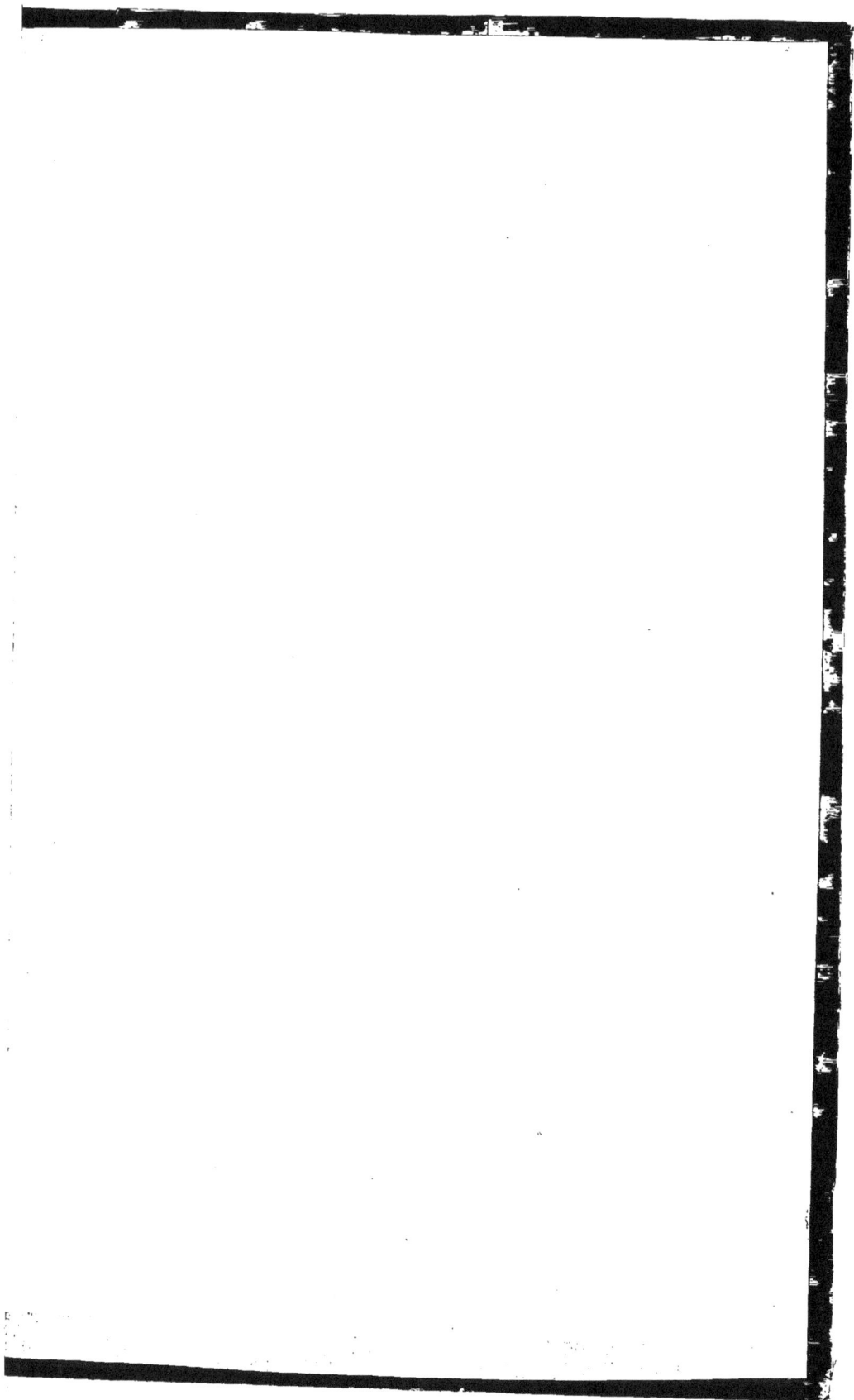